U0384351

R语言
及其医学应用

主 编 王廷华 何 蓉

副主编 熊柳林 苏怀宇 庞顺勇

编 委（按姓氏笔画排序）

王廷华 刘瑞凡 孙奕飞 何 蓉 李盈甫 李金彪

苏怀宇 张 维 邹 宇 李晓梦 肖秋霞 杜若兰

庞顺勇 周洪素 罗伯艳 赵洪波 赵 黎 赵晓龙

唐 芳 钱俊模 高志鑫 曹 雪 熊柳林 薛璐璐

四川大学出版社
SICHUAN UNIVERSITY PRESS

图书在版编目（CIP）数据

R语言及其医学应用 / 王廷华，何蓉主编 . — 成都 ：
四川大学出版社，2023.6
双一流大学医工结合系列著作 / 王廷华主编
ISBN 978-7-5690-6186-4

Ⅰ．①R… Ⅱ．①王… ②何… Ⅲ．①程序语言－应用
－医学统计－统计分析－医学院校－教材 Ⅳ .
① R195.1-39

中国国家版本馆CIP数据核字（2023）第121794号

书　　　名：R语言及其医学应用
　　　　　　R Yuyan ji Qi Yixue Yingyong
主　　　编：王廷华　何　蓉
丛　书　名：双一流大学医工结合系列著作
丛书主编：王廷华

丛书策划：胡晓燕
选题策划：胡晓燕
责任编辑：胡晓燕
责任校对：王　睿
装帧设计：墨创文化
责任印制：王　炜

出版发行：四川大学出版社有限责任公司
　　　　　地址：成都市一环路南一段24号（610065）
　　　　　电话：（028）85408311（发行部）、85400276（总编室）
　　　　　电子邮箱：scupress@vip.163.com
　　　　　网址：https://press.scu.edu.cn
印前制作：四川胜翔数码印务设计有限公司
印刷装订：成都金阳印务有限责任公司

成品尺寸：170 mm×240 mm
印　　　张：14.25
字　　　数：272千字

版　　　次：2023年10月 第1版
印　　　次：2023年10月 第1次印刷
定　　　价：58.00元

扫码获取数字资源

四川大学出版社
微信公众号

本社图书如有印装质量问题，请联系发行部调换

前　言

R 语言是具有强大数据分析和可视化功能的统计分析软件，已成为医学领域数据分析和可视化的重要工具。本书分 11 章介绍 R 语言及其医学应用，包括 R 语言简介、R 语言的数据结构、读写数据与程序、数据预处理等；同时介绍了基于 R 语言的数据可视化，包括使用 R 语言绘制条形图、饼图、直方图、盒形图，以及涉及的图形导出和 par() 函数、plot() 函数操作，及使用 ggplot2 包绘制散点图、条形图、盒形图、小提琴图、直方图、密度图、韦恩图和热图等。此外，本书还重点介绍了基于 R 语言的医学大数据分析方法，包括常用描述统计量和分类变量列联表统计点、总体均数估计、假设检验、t 检验、方差分析、卡方检验和非参数检验、多重回归分析、生存分析等，具有较强的实用性。

本书可供高等医药院校临床医学、公共卫生及其他相关专业本科生和研究生，以及医药卫生管理人员使用，亦可供数据分析师、统计学及大数据挖掘从业人员学习参考。

编　者
2023 年 9 月

目　录

第1章 R语言简介

R语言是目前最流行的数据分析和可视化平台之一，它可以在 Unix、Windows 和 macOS 操作系统上编译和运行。R 语言由奥克兰大学的 Robert Gentleman 和 Ross Ihaka 及其他志愿人员开发，现在由 R 语言开发核心团队负责开发和维护。R 语言是免费的开源软件，可以从官方网站免费下载。

1.1 R语言

1.1.1 为什么使用R语言？

R 语言的前身是贝尔实验室所开发的 S 语言，后由奥克兰大学及其他志愿者开发完成，其在功能上可以与商业产品相媲美，而且在某些功能上常常更胜一筹（主要体现在各种可用操作、可编程性、图形处理等方面）。除了提供统计操作，R 语言是一种通用编程语言，因此可以用来自动分析并创建扩展现有语言特性的新函数。R 语言具有面向对象和函数式编程语言的特性。系统在会话之间保存数据集，所以不需要每次都重新加载。R 语言也会保存用户使用过的命令，将其保存为历史记录。因为 R 语言是开源的，所以很容易得到其他用户的帮助。此外，许多新功能是由用户贡献的，其中许多是杰出的统计学家。

1.1.2 R语言的特点

R 语言是一种开源的、跨平台的编程语言，几乎包含了现代的全部统计分析方法；具有强大的绘图功能，并能生成多种格式的图形文件；可以轻松地把各种类型的数据源导入平台，进行交互式数据分析。

1.1.3 R语言的下载和安装

1. R 语言的下载

R 语言的安装包可以从网站 https://cran.r-project.org/下载，如图 1-1

所示。对于 Windows 用户，单击 Download R for Windows 链接，进入下一个窗口；单击 base 链接，进入下载界面；接着单击 Download R－4.3.0 for Windows 链接，下载 Windows 版的 R 语言。如果下载速度慢，可以单击图 1－1 中的 Mirrors 链接，进入下一个窗口，选择图 1－2 中任何中国境内的镜像链接，可以较快地下载 R 语言。

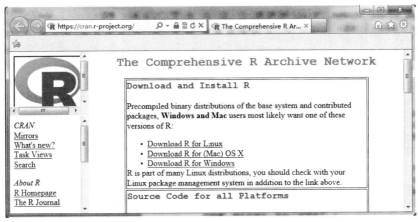

图 1－1　R 语言下载界面

China

https://mirrors.tuna.tsinghua.edu.cn/CRAN/	TUNA Team, Tsinghua University
https://mirrors.bfsu.edu.cn/CRAN/	Beijing Foreign Studies University
https://mirrors.ustc.edu.cn/CRAN/	University of Science and Technology of China
https://mirror-hk.koddos.net/CRAN/	KoDDoS in Hong Kong
https://mirrors.e-ducation.cn/CRAN/	Elite Education
https://mirror.lzu.edu.cn/CRAN/	Lanzhou University Open Source Society
https://mirrors.nju.edu.cn/CRAN/	eScience Center, Nanjing University
https://mirrors.tongji.edu.cn/CRAN/	Tongji University
https://mirrors.sjtug.sjtu.edu.cn/cran/	Shanghai Jiao Tong University
https://mirrors.sustech.edu.cn/CRAN/	Southern University of Science and Technology (SUSTech)

图 1－2　R 语言的中国境内的镜像下载链接地址

2. R 语言的安装

R 语言下载后，双击下载的程序（R－4.0.4－win.exe），按照电脑提示进行安装。先跳出对话框，选择【运行】进入如图 1－3 所示对话框，选择安装语言［如中文（简体）］，单击【确定】；进入"选择安装位置"界面，如图 1－4 所示，可以单击【浏览（R）…】更换安装位置，也可以使用默认位置（C:\Program Files\R\R－4.0.4），单击【下一步(N)＞】进入"选择组件"界面；如图 1－5 所示，根据所用电脑配置，选择相应组件，然后单击【下一步(N)＞】进入"启动选项"界面；如图 1－6 所示，可以选择"No（接受默认选项）"，帮助文件将以网页形式显示，然后单击【下一步(N)＞】进入"选择开始菜单文件夹"界面；如图 1－7 所示，单击【下一步(N)＞】进入"选择附加任务"界面，如图 1－8 所示，单击【下一步(N)＞】进入安装界面；如图 1－9 所示，稍等片刻，R 语言即安装成功。

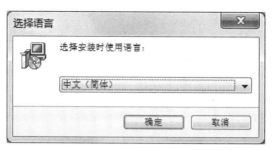

图 1-3 "选择语言"界面

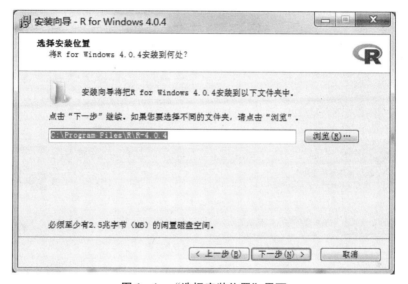

图 1-4 "选择安装位置"界面

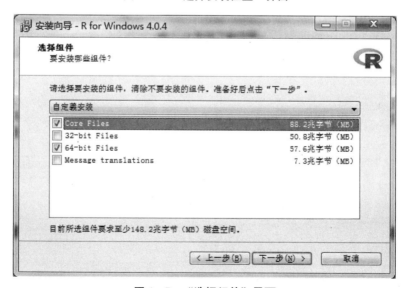

图 1-5 "选择组件"界面

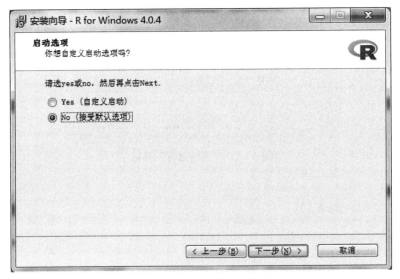

图1-6 "启动选项"界面

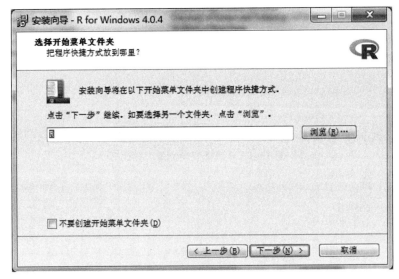

图1-7 "选择开始菜单文件夹"界面

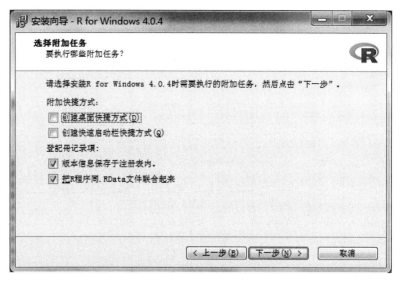

图 1-8　"选择附加任务"界面

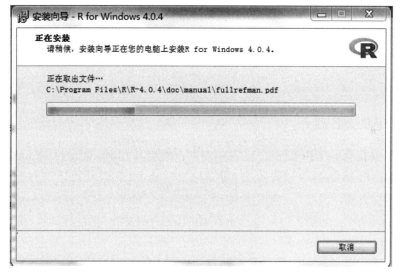

图 1-9　正在安装界面

1.1.4　R 语言的用户界面

安装完成后，通过开始→所有程序→R→R x64 4.0.4 启动 R 语言的工作界面 RGui，进入 R 语言工作状态，如图 1-10 所示。RGui 界面由三部分组成：菜单、工具条、R Console（R 程序运行窗口）。

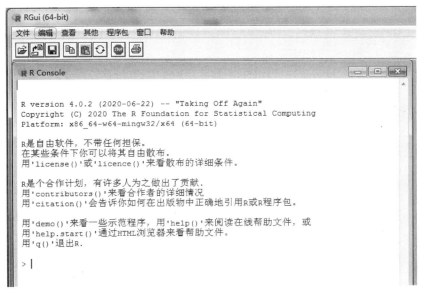

图 1-10 R 语言工作界面——RGui

1.2 RStudio

1.2.1 RStudio 简介

由于 R 语言的工作界面 RGui 过于简洁，使用不方便，而通过 RStudio 可解决这一问题。RStudio 是 R 语言的一个集成开发环境（IDE），可以让用户开发 R 语言时可以更加方便，因此，一般用户使用 RStudio 开发调试 R 语言。RStudio 有免费版和付费版两种，初学者可以选择免费版，下载网址为 https://www.rstudio.com/products/rstudio/download/。RStudio 可以在 Windows、Linux 等主流操作系统中使用。在安装 RStudio 前，需要先安装 R 语言，当 R 语言安装好后才能安装 RStudio。本书所述内容均基于 RStudio 开发调试 R 语言。

1.2.2 RStudio 工作界面

图 1-11 所示是 RStudio 工作界面，分为四个部分：①R 控制台；②代码编辑器；③环境和历史查看器；④文件、绘图、包和帮助。

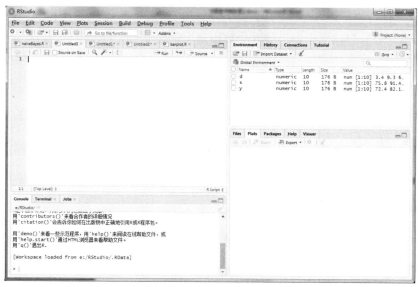

图 1-11　RStudio 工作界面

1. R 控制台

R 控制台位于图 1-11 所示界面左下角，可以输入 R 指令和查看 R 指令运行结果。类似 R 语言工作界面中的 R Console。

2. 代码编辑器

代码编辑器位于图 1-11 所示界面左上角，可以用来编写 R 程序代码，随时修改、运行 R 程序代码。

3. 环境和历史查看器

环境和历史查看器位于图 1-11 所示界面右上角，在运行程序后，环境选项卡会显示一些程序运行的中间结果；历史查看器选项卡会显示运行过的代码的历史记录。

4. 文件、绘图、包和帮助

文件、绘图、包和帮助位于图 1-11 所示界面右下角，文件选项卡会显示一些文件夹和文件名，方便打开文件；绘图选项卡显示命令执行后绘制的图形；包选项卡方便查看和安装包；帮助选项卡能在编写和运行 R 程序遇到问题时获得帮助。

1.3　R 语言初探

我们可以在图 1-11 所示界面左下角的 R 控制台中的"＞"提示符后输入命

令，回车即可执行该命令。如图 1−12 所示，输入 1+1，回车，得到结果为 2；输入 max(6,9,4)，回车，得到 3 个数中最大值为 9。

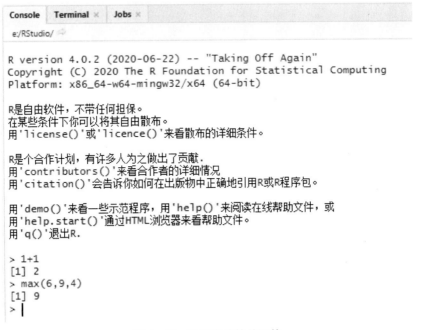

图 1−12　R 语言的简单运算

下面以 R 语言的 datasets 包中的一个 Nile 的数据集为例，讲解 R 语言中的 mean 和 hist 函数的使用。Nile 是一个时间序列数据，主要记录了 1871—1970 年尼罗河每年的流量，在"＞"提示符后输入 Nile，回车，就显示 1871—1970 年尼罗河每年的流量。代码和运行结果如下：

＞Nile

Time Series:

Start＝1871

End＝1970

　Frequency＝1

　[1] 1120 1160 963 1210 1160 1160 813 1230 1370 1140 995 935 1110

　[14] 994 1020 960 1180 799 958 1140 1100 1210 1150 1250 1260 1220

　[27] 1030 1100 774 840 874 694 940 833 701 916 692 1020 1050

　[40] 969 831 726 456 824 702 1120 1100 832 764 821 768 845

　[53] 864 862 698 845 744 796 1040 759 781 865 845 944 984

　[66] 897 822 1010 771 676 649 846 812 742 801 1040 860 874

　[79] 848 890 744 749 838 1050 918 986 797 923 975 815 1020

[92] 906 901 1170 912 746 919 718 714 740

如果在 ">"提示符后输入 mean(Nile)，回车，就显示 1871—1970 年尼罗河每年流量的平均值为 919.35。代码和运行结果如下：

>mean(Nile)

[1] 919.35

如果在 ">"提示符后输入 hist(Nile)，回车，就显示 1871—1970 年尼罗河每年流量的条形图，如图 1-13 所示。代码如下：

>hist(Nile)

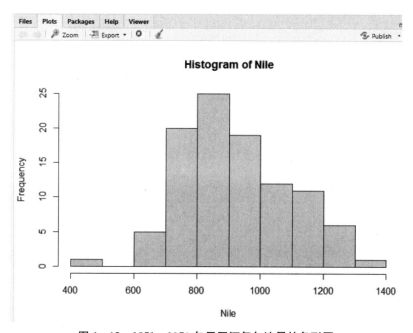

图 1-13   1871—1970 年尼罗河每年流量的条形图

1.4   查看 R 语言提供的文档

1.4.1   查看一般帮助

使用 help.start()函数查看帮助文档的目录，如图 1-14 所示，可以找到所有已安装文档的链接。代码如下：

> help.start()

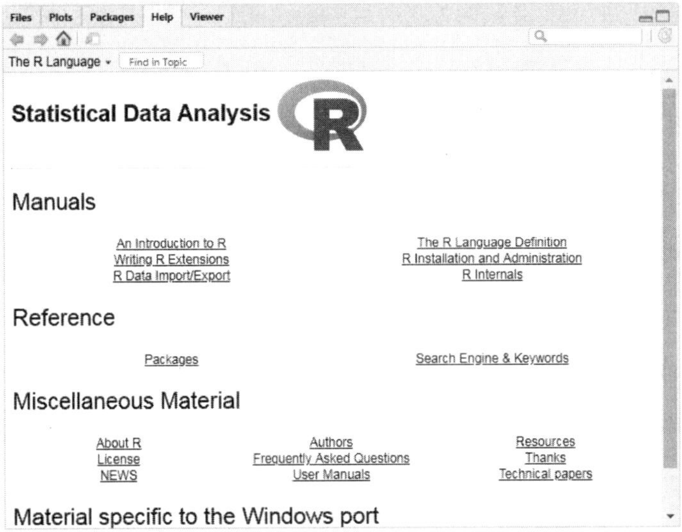

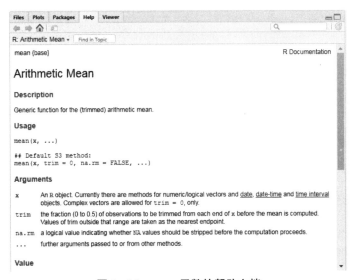

图 1－14　使用 help. start()函数查看帮助文档的目录

1.4.2　查看函数帮助

使用 R 语言打开函数帮助文档，如想了解更多关于平均值函数（mean）的信息，可以使用帮助功能，代码如下：

＞help(mean)

运行该代码，将打开 mean 函数的帮助文档，或者在 R 控制台上显示帮助文档，这取决于用户使用的平台，如图 1－15 所示。

图 1－15　mean 函数的帮助文档

help 命令的快捷方式是简单键入，然后是函数名称，代码如下：

>?mean

运行该代码，就可以打开 mean 函数的帮助文档。

1.4.3 查看其他帮助文档

R 语言提供了广泛的帮助函数，学习使用它们将对用户的编程工作有很大帮助。R 语言内置的帮助系统提供了当前安装包中包含的任何函数的详细信息、参考和示例。R 语言的帮助函数见表 1-1。

表 1-1 R 语言的帮助函数

帮助函数	用途
help. start( )	打开一个浏览器窗口，可以访问介绍性手册、常见问题和参考资料
help("mean")或?mean	打开 mean 函数的帮助文档
example("mean")	mean 函数的示例代码
help. search("Nile")或??Nile	在帮助系统中搜索 Nile 包的帮助文档
RSiteSearch("mean")	在在线帮助手册中搜索给定的主题，并在浏览器窗口返回结果
vignette( )	列出当前安装包的所有可用插图。vignette( )函数返回当前安装包的 PDF 格式的实用介绍性文章。并不是所有的包都有插图
vignette("sandwich")	为 sandwich 包打开指定的 vignette 文档

第 2 章　R 语言的数据结构

　　本章将介绍一些 R 语言中的常见对象，包括向量、矩阵、数组、数据框、列表和因子，并介绍这些对象的相关运算。

2.1　R 语言的一些基本语法

2.1.1　命令提示符运行程序指令

　　一门新语言的学习，一般是从输出"Hello world"程序开始的，可以在 R 控制台中的"＞"提示符后输入程序。R 语言的"Hello world"程序代码具体如下：

```
＞myString＝"Hello world"
＞print(myString)
[1] "Hello world"
```

　　在这里，第一个语句先定义一个字符串变量 myString，并将"Hello world"赋值其中，第二句则使用 print()语句将变量 myString 的内容进行打印。

2.1.2　脚本文件

　　在 RStudio 中，用鼠标选择菜单 File→New File→R Script，新建一个 R 脚本文件，在 RStudio 左上部代码编辑器里输入代码，如图 2－1 所示。代码输入完成后选中全部代码，点击"Run"按钮执行程序。程序执行结果如图 2－1 所示界面的下半部分内容。

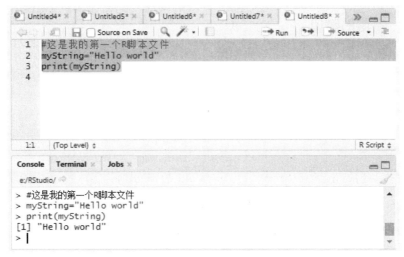

图 2-1　"Hello world"程序运行界面

将该文件保存，选择 File→Save，输入文件名 test1.R，即将脚本文件保存，文件扩展名为 R。代码如下：

♯这是我的第一个 R 脚本文件

myString= "Hello world"

print(myString)

其中，"♯这是我的第一个 R 脚本文件"为注释语句，注释能帮助编程人员解释 R 语言程序中的脚本，它们在实际执行时会被解释器忽略。单个注释使用♯，在语句的开头写入。

2.1.3　变量

R 语言有效的变量名称由字母、数字、点号和下划线组成。表 2-1 为定义合法性的变量名示例。

表 2-1　定义合法性的变量名示例

变量名	合法性	原因
var_name2.	有效	有字母、数字、点号和下划线
VAR_NAME%	无效	有字符 "%"，只有点号和下划线是被允许的
2var_name	无效	以数字开头
.var_name，var.name	有效	可以用一个点号，但不应该后跟一个数字
.2var_name	无效	起始点后面是数字，是无效的
_var_name	无效	开头为下划线，是无效的

2.1.4 变量的赋值

使用赋值操作符（＜－、－＞或＝）可以为变量赋值，例如：

```
>myVal1=3
>myVal2<-4
>5->myVal3
>x<-y<-6
```

此时，变量 myVal1、myVal2、myVal3 的值分别为 3、4、5，变量 x 和 y 的值都是 6。

可以使用 ls() 查看当前系统中变量的状况，例如：

```
>ls()
  [1] "myString" "myVal1" "myVal2" "myVal3" "x" "y"
```

此时，系统中有 6 个变量：myString、myVal1、myVal2、myVal3、x 和 y。

使用 rm(变量名) 可以删除 rm 指定的变量名，例如：

```
>rm(x)
>x
错误：找不到对象'x'
```

使用 rm(x) 删除了变量 x 后，再查看时已经无变量 x 了。

2.2 R 语言的基本运算

2.2.1 四则运算

四则运算是 R 语言的基本运算，包括加（＋）、减（－）、乘（＊）、除（/）、乘方（^）、整除（%/%）和求整除后的余数（%%）。R 语言的运算规则与数学中的四则运算相同，先求括号中的算式，乘方是高级运算；先乘除，后加减。例如：

```
>2+3
[1] 5
>2/5
[1] 0.4
>(1+2)*3
```

[1] 9

>2^10

[1] 1024

>9%/%2

[1] 4

>9%%2

[1] 1

2.2.2　逻辑运算

R 语言逻辑运算的关系见表 2-2，返回值只有 TRUE（真）和 FALSE（假）。

表 2-2　逻辑运算的关系

符号	含义	符号	含义
>	大于	<=	小于或等于
>=	大于或等于	==	等于
<	小于	! =	不等于

例如：

>5>=3

[1] TRUE

>4==5

[1] FALSE

2.2.3　常用函数

在 R 语言中，还有一些常用函数，如开方、指数、对数、三角函数和反三角函数等，表 2-3 列出了一些常用函数。

表 2-3　常用函数

函数	含义
abs(x)	x 的绝对值
sqrt(x)	x 的开方
exp(x)	指数：e^x
log(x),log10(x),log(x,n)	对数：分别以 e、10 和 n 为底

续表

函数	含义
sin(x),cos(x),tan(x)	三角函数：分别为正弦、余弦和正切函数
asin(x),acos(x),atan(x)	反三角函数：分别为反正弦、反余弦和反正切函数
floor(x)	$<x$ 的最大整数
ceiling(x)	$>x$ 的最小整数

例如：

```
>sqrt(4)
[1] 2
>log10(10)
[1] 1
>sin(pi/3)
[1] 0.8660254
>sin(pi)
[1] 1.224606e-16
>floor(2.5)
[1] 2
>floor(-2.5)
[1] -3
>ceiling(2.5)
[1] 3
```

2.3　向量

向量（vector）是一维数组，可以保存数字数据、字符数据或逻辑数据。

2.3.1　向量的构建

常使用 c() 操作符构造一个向量。下面是几种向量类型的例子：

```
weight<-c(23,25,30,24,31)
sex<-c("male","female")
x<-c(TRUE,FALSE,FALSE,TRUE)
y<-15
```

这里 weight 为数值型向量，sex 为字符型向量，x 为逻辑型向量。注意，向量中的数据只能是一种类型（数值、字符或逻辑），不能在同一个向量中有多种数据类型。另外 y 是一个标量，可以看成只含一个元素的向量，常用于保存一个常量值。

2.3.2　有规律的向量构建

操作符"："和函数 seq()、rep()可以用来产生有规律的数据序列。

1. 操作符"："

操作符"："可以产生有规律的向量，例如：

```
＞x1＜—1:9;x1    #多个命令在同一行需要用";"分开
[1] 1 2 3 4 5 6 7 8 9
＞x2＜—9:1;x2
[1] 9 8 7 6 5 4 3 2 1
＞x3＜—1:9—1;x3        #"："运算优先级高于四则运算
[1] 0 1 2 3 4 5 6 7 8
＞x4＜—1:(9—1);x4
#()的优先级高于"：",加()可以提高优先级
[1] 1 2 3 4 5 6 7 8
```

2. 函数 seq()

函数 seq()可以产生有规律的向量，常用格式为：seq(from,to)、seq(from,to,by=)或 seq(from,to,lengh.out=)。其中，from 表示向量的起始值，to 表示向量的终止值，by 为步长，length.out 为生成向量的长度，例如：

```
＞seq(1,9)
[1] 1 2 3 4 5 6 7 8 9
＞seq(3,20,by=3)
[1] 3 6 9 12 15 18
＞seq(0,1,length.out = 11)
[1] 0.0 0.1 0.2 0.3 0.4 0.5 0.6 0.7 0.8 0.9 1.0
```

3. 函数 rep()

函数 rep()可以产生有规律的向量，常用格式为：rep(x,times,length.out,each)。其中，times 表示向量 *x* 重复的次数，length.out 为生成向量的长度，each 表示向量 *x* 中每个元素重复的次数，例如：

```
＞rep(1:3,times=2)
```

```
[1] 1 2 3 1 2 3
＞rep(1:3,length.out=10)
[1] 1 2 3 1 2 3 1 2 3 1
＞rep(1:3,each=2)
[1] 1 1 2 2 3 3
＞rep(c(3,4),c(2,5))
[1] 3 3 4 4 4 4 4
```

2.3.3　向量的下标运算

访问某个向量 **x** 的元素，可以使用 x[i]访问向量的第 i 个分量，例如：

```
＞x<－c(21,22,23,24,25,26,27)
＞x[2]        ♯选择第二个元素
[1] 22
＞x[2:4]      ♯选择从2到4的分量
[1] 22 23 24
＞x[c(2,4)]
[1] 22 24
＞x[－1]      ♯忽略第一个元素
[1] 22 23 24 25 26 27
x[－(1:3)] ♯忽略第一到第三个元素
[1] 24 25 26 27
＞x＞25    ♯逻辑型向量
[1] FALSE FALSE FALSE FALSE FALSE   TRUE   TRUE
＞x[x＞25] ♯选择 x 向量中大于25的元素
[1] 26 27
```

最后一个下标运算特性允许按名称选择元素。它假定向量有一个名称属性，为每个元素定义一个名称。这可以通过将一个字符串向量赋值给属性来实现，例如：

```
＞weight<－c(21,25.3,27)
＞names(weight)<－ c("Tom", "John", "Linda")
weight
   Tom  John  Linda
   21.0  25.3  27.0
```

一旦定义了名称，就可以按名称引用单个或多个元素，例如：

```
＞weight["Tom"]
Tom
21
＞weight[c("Tom","John")]
Tom John
21.0 25.3
```

2.3.4　向量的运算

通常的算术运算符可以对整个向量执行元素操作。许多函数也可以操作整个向量的所有元素，并返回一个向量结果。向量运算是 R 语言的一大优点。所有的基本算术运算符都可以应用到两个向量的对应元素上。它们以元素的方式运作，也就是说，将运算符应用于两个向量的对应元素上，例如：

```
＞x＜－c(1,2,3,4,5)
＞y＜－c(6,7,8,9,10)
＞y－x
[1] 5 5 5 5 5
＞x/y
[1] 0.1666667 0.2857143 0.3750000 0.4444444 0.5000000
```

需要注意的是，这里结果的长度等于原始向量的长度，每个元素都来自输入向量中对应的一对值。

如果一个操作数是向量，另一个操作数是标量，则在每个向量元素和标量之间执行操作，例如：

```
＞weight＜－c(54,68,58,70)
＞height＜－c(1.60,1.74,1.65,1.80)
＞bmi＜－weight/(height*height);bmi
[1] 21.09375 22.46003 21.30395 21.60494
＞weight＋2
[1] 56 70 60 72
```

2.3.5　与向量有关的一些函数

表 2-4 列出了一些与向量有关的统计函数。

表 2-4 与向量有关的统计函数

函数	含义
Length(x)	计算向量 x 的元素个数
min(x)	返回向量 x 中的最小元素
max(x)	返回向量 x 中的最大元素
range(x)	返回向量 x 的取值范围
sum(x)	计算向量 x 中所有元素之和
prod(x)	计算向量 x 中所有元素之积
mean(x)	计算向量 x 中所有元素的平均值
median(x)	计算向量 x 中所有元素的中位数
var(x)	计算向量 x 中元素的方差
sd(x)	计算向量 x 中元素的标准差
cor(x,y)	计算两个向量之间的相关性
cov(x,y)	计算两个向量之间的协方差
IQR(x)	计算向量 x 的四分位数极差
quantile(x)	计算向量 x 的分位数

例如：

```
>x<-1:5;x
[1] 1 2 3 4 5
>range(x)
[1] 1 5
>quantile(x)
   0%  25%  50%  75%  100%
   1    2    3    4    5
>y<-x+1
>y
[1] 2 3 4 5 6
>cor(x,y)   #计算向量 x,y 之间的相关性
[1] 1
>cov(x,y)   #计算向量 x,y 之间的协方差
[1] 2.5
```

```
>sum(x)
[1] 15
>var(x)
[1] 2.5
```

可以用一个表达式来计算一个向量的 z-score：使用该向量减去均值，除以标准差，例如：

```
>weight<-c(54,68,58,70)
>(weight-mean(weight))/sd(weight)
[1] -1.1004062  0.7120276  -0.5825680  0.9709467
```

需要注意的是，R 语言中使用 NA 表示向量中某元素为缺失数据，所有以上函数对缺失数据都很挑剔，即使在向量中只有一个 NA，也会导致这些函数返回 NA，例如：

```
>x<-c(1,2,3,NA)
>mean(x)
[1] NA
>sd(x)
[1] NA
```

可以通过设置 rm=TRUE，告诉 R 在计算时，忽略 NA，例如：

```
>mean(x, na.rm=TRUE)
[1] 2
>sd(x, na.rm=TRUE)
[1] 1
```

2.4　矩阵

矩阵是一个二维数组，其中每个元素都具有相同的数据类型（数值型、字符型或逻辑型）。

2.4.1　矩阵的构建和使用矩阵下标

矩阵是用矩阵函数创建的，一般格式为：

```
matrix(vector, nrow=行数, ncol=列数, byrow=FALSE, dimnames=list(行名,列名))
```

其中，vector 为向量；nrow 为构建的矩阵的行数；ncol 为构建的矩阵的列数；

如果设置 byrow=FALSE，是设置 vector 中的数据元素在矩阵中按列排列，如果设置 byrow=TRUE，是设置 vector 中的数据元素在矩阵中按行排列，byrow 默认值为 FALSE；dimnames 列出矩阵的行名和列名，以列表形式输入，默认值为空。例如：

```
>myMatrix<−matrix(c(1,2,3,4,8,90),nrow=2,ncol=3,byrow=TRUE,dimnames=
list(c("row1","row2"),c("col1","col2","col3")))
>myMatrix
        col1    col2    col3
row1     1       2       3
row2     4       8       90
>x<−matrix(1:12,nrow=3,ncol=4);x      #构建一个3行，四列的矩阵
        [,1] [,2] [,3] [,4]
[1,]     1    4    7    10
[2,]     2    5    8    11
[3,]     3    6    9    12
>x[2,]            #取矩阵 x 的第二行数据
[1]      2    5    8    11
>x[,1]            #取矩阵 x 的第一列数据
[1] 1 2 3
>x[3,4]           #取矩阵 x 的第三行,第四列的数据
[1] 12
>x[3,2]=100       #设置矩阵 x 的第三行,第二列的值为100
>x
        [,1] [,2] [,3] [,4]
[1,]     1    4    7    10
[2,]     2    5    8    11
[3,]     3   100   9    12
>x<−matrix(1:6,nrow=3);x
     [,1] [,2]
[1,]  1    4
[2,]  2    5
[3,]  3    6
>dimnames(x)<−list(c("Tom","John","Linda"),c("apple","banana"));x
         apple banana
Tom        1    4
John       2    5
```

Linda   3   6

通过 dimnames(x)设置矩阵 **x** 的行名和列名。

2.4.2　与矩阵有关的函数

1. dim 函数

dim 函数用于设置或取矩阵的维数，例如：

```
>x<-matrix(1:12,nrow=3,ncol=4);x
      [,1] [,2] [,3] [,4]
[1,]    1    4    7   10
[2,]    2    5    8   11
[3,]    3    6    9   12
>dim(x)
[1] 3 4              #矩阵 x 的行数,列数分别为3和4
>y<-1:8;dim(y)<-c(2,4);y        #将向量1:8转换为2行4列的矩阵,元素按列排列
      [,1] [,2] [,3] [,4]
[1,]    1    3    5    7
[2,]    2    4    6    8
```

2. nrow 和 ncol 函数

nrow 和 ncol 函数分别用于提取矩阵的行数和列数，例如：

```
>nrow(y)
[1] 2
>ncol(y)
[1] 4
```

3. as. vector()函数

as. vector()函数可以将矩阵转换为向量，例如：

```
>as.vector(y)
[1] 1 2 3 4 5 6 7 8
```

4. rbind 和 cbind 函数

rbind 函数：根据行进行合并，m 行的矩阵与 n 行的矩阵合并，最后变成 $m+n$ 行。合并的前提是 rbind(a,c)中矩阵 **a**、**c** 的列数必须相同。

cbind：根据列进行合并，m 列的矩阵与 n 列的矩阵合并，最后变成 $m+n$ 列。合并的前提是 cbind(a,c)中矩阵 **a**、**c** 的行数必须相同。

例如：

```
>a<-matrix(1:6,2,3)
>a
     [,1] [,2] [,3]
[1,]   1    3    5
[2,]   2    4    6
>b<-matrix(7:12,2,3)
>b
     [,1] [,2] [,3]
[1,]   7    9   11
[2,]   8   10   12
>c<-rbind(a,b)
>c
     [,1] [,2] [,3]
[1,]   1    3    5
[2,]   2    4    6
[3,]   7    9   11
[4,]   8   10   12
>d<-cbind(a,b)
>d
     [,1] [,2] [,3] [,4] [,5] [,6]
[1,]   1    3    5    7    9   11
[2,]   2    4    6    8   10   12
```

5. apply 函数

max( )、min( )、median( )、sum( )、mean( )、sd( )函数分别返回矩阵所有元素的最大值、最小值、中位数、和、均值和标准差，例如：

```
>x<-matrix(1:6,2,3)
>x
     [,1] [,2] [,3]
[1,]   1    3    5
[2,]   2    4    6
>sum(x)      #矩阵 x 所有元素的和
[1] 21
>mean(x)     #矩阵 x 所有元素的均值
[1] 3.5
```

如果要求矩阵各行或各列的元素之和或均值，可以用 apply 函数进行计算，其调用格式为：

apply(x, Margin, FUN)

其中，参数 x 为矩阵；Margin＝1 表示按行计算，Margin＝2 表示按列计算。例如：

```
>apply(x,1,sum)        #按行计算和
[1]   9   12
>apply(x,2,mean)        #按列计算均值
[1] 1.5   3.5   5.5
```

2.5　数组

向量是一维数组，矩阵是二维数组，数组类似于矩阵，但可以有两个以上的维度。

2.5.1　数组的构建

数组可以用如下形式的数组函数创建：

array(vector, dim＝dimensions, dimnames＝NULL)

其中，vector 包含数组中的数据；dimensions 是一个数字向量，给出每个维度的长度；dimnames 是各维的名称。例如生成一个 $3×5$ 的二维数组：

```
x<-array(1:15,dim=c(3,5));x
     [,1] [,2] [,3] [,4] [,5]
[1,]   1    4    7   10   13
[2,]   2    5    8   11   14
[3,]   3    6    9   12   15
```

也可以使用 dimnames 为数组的各维命名，例如：

```
>dim1=c("a1","a2","a3")
>dim2=c("b1","b2","b3","b4")
>dim3=c("c1","c2")
>z<-array(1:24,dim=c(3,4,2),dimnames = list(dim1,dim2,dim3))
>z
, , c1
```

```
     b1 b2 b3  b4
a1   1  4  7   10
a2   2  5  8   11
a3   3  6  9   12


, , c2

     b1  b2  b3  b4
a1   13  16  19  22
a2   14  17  20  23
a3   15  18  21  24
```

2.5.2 使用数组的下标访问数据

数组类似矩阵，可以利用数组的下标对数组中的数据进行访问。

先构建一个数组，例如：

```
>y<－array(1:24,dim＝c(2,3,4));y
, , 1

      [,1] [,2] [,3]
[1,]   1    3    5
[2,]   2    4    6


, , 2

      [,1] [,2] [,3]
[1,]   7    9    11
[2,]   8    10   12


, , 3

      [,1] [,2] [,3]
[1,]   13   15   17
[2,]   14   16   18


, , 4
```

```
       [,1] [,2] [,3]
[1,]    19   21   23
[2,]    20   22   24
```

要访问数组中的某元素，将方括号内各个下标用逗号分隔即可，例如：

```
>y[1,2,3]
[1] 15
```

如果只写某一维下标，则表示该维全选，例如：

```
>y[1,,]    #得到一个3×4的矩阵
       [,1] [,2] [,3] [,4]
[1,]    1    7    13   19
[2,]    3    9    15   21
[3,]    5    11   17   23
>y[2,2,]    #得到一个一维的向量
       [1]  4 10 16 22
>y[1:2,2:3,4]        #取出第三维下标为4,第一维下标为1和2,第二维为2和3的元素
       [,1] [,2]
[1,]    21   23
[2,]    22   24
```

结果得到一个 2×2 的矩阵。

2.5.3　数组相关的函数

矩阵中使用的函数，如 dim()、nrow()、ncol()、as. vector()、rbind()、cbind()和 apply()函数，这些函数也可以在数组中使用，它们与在"2.4.2　与矩阵有关的函数"中描述的矩阵使用方法类似，在此不再详述。

2.6　数据框

数据框由多列等长度的向量或因子组成，每列可以是不同的数据类型。数据框的每列为一个变量，每行为一个观测样本。

2.6.1　数据框的构建

数据框是通过 data. frame()函数创建的，调用格式为：

data. frame(col1,col2,col3,...)

其中，col1、col2、col3 等是任何类型的列向量（例如字符、数字或逻辑），每个列的数据只能有一种数据类型，但是可以将不同数据类型的列放在一起构成数据框。每个列的名称可以通过 names 函数提供。例如：

```
>patientID=c(1:5)
>sex<-c("male","female","male","male","female")
>FPG<-c(4.2,7.5,5.4,10,6)
>status<-c("normal","diabetes","normal","diabetes","prediabetes")
>patients<-data.frame(patientID,sex,FPG,status)
>patients
```

运行上述代码，将得到如下数据框结果：

	patientID	sex	FPG	status
1	1	male	4.2	normal
2	2	female	7.5	diabetes
3	3	male	5.4	normal
4	4	male	10.0	diabetes
5	5	female	6.0	prediabetes

```
>names(patients)=c("SampleID","sex","FPG","Group")
>patients
```

运行上述代码，将得到如下数据框结果：

	SampleID	sex	FPG	Group
1	1	male	4.2	normal
2	2	female	7.5	diabetes
3	3	male	5.4	normal
4	4	male	10.0	diabetes
5	5	female	6.0	prediabetes

通过 names 函数将列名称 patientID 更改为 SampleID，status 更改为 Group。

2.6.2 访问数据框中的数据

可以使用数据框下标访问数据框中的数据，例如：

```
>patients[2:3]
```

	sex	FPG
1	male	4.2
2	female	7.5
3	male	5.4

```
4    male    10.0
5    female   6.0
```

可以使用数据框的各个变量名访问一列数据，方法是在数据框名和变量名之间加上符号 $ ，例如：

>patients$sex

[1] "male"   "female"   "male"   "male"   "female"

2.6.3　数据框相关函数

（1）attach 函数和 detach 函数的使用。

例如：

>patients$FPG[2]　　♯访问 FPG 列第二个数据

[1] 7.5

>FPG[2]

错误：找不到对象'FPG'

出现这个错误是因为 patients 数据框不在内存中，使用 attach 函数，将数据框添加到 R 语言的搜索路径中，就可以直接用变量名访问数据，例如：

>attach(patients)

The following objects are masked_by_.GlobalEnv:

　　patientID, sex, status

>FPG

[1]   4.2 7.5 5.4 10.0 6.0

>detach(patients)

>FPG

　　错误：找不到对象'FPG'

其中，使用 detach 函数，从搜索路径中移除数据框。如果再用变量名，就不能访问数据了。

2.7　列表

一个列表允许收集各种对象。例如，列表可能包含向量、矩阵、数据框，甚至其他列表的组合。

2.7.1 列表的建立

使用 list()函数可以创建一个列表, 其调用格式为:

list(object1, object2, …)或者 list(name1＝object1, name2＝object2, …)

其中, object1、object2 等可以为向量、矩阵、数组、数据框和列表, name1、name2 为对象的名字, 例如:

```
>scores<－matrix(c(85,91,79,88,65,99),nr＝2,nc＝3)
>myList = list ( studentName = c ( "Tom","Linda","John"), lesson = c ( "English","
Math","Chinese"),scores)
>myList
$studentName
[1] "Tom"    "Linda" "John"

$lesson
[1] "English" "Math"     "Chinese"

[[3]]
     [,1] [,2] [,3]
[1,]   85   79   65
[2,]   91   88   99
```

2.7.2 列表的访问

列表元素可以用列表名 [[下标]] 的格式进行访问, 例如:

```
>myList[1]    ♯返回是一个列表
$studentName
    [1] "Tom"    "Linda"  "John"
>myList[[1]] ♯返回列表第一个分量的元素
[1] "Tom"    "Linda"  "John"
>myList[[1]][1]
    [1] "Tom"
```

列表元素可以用"列表名 $元素名"的格式访问, 例如:

```
>myList$lesson
[1] "English"  "Math"   "Chinese"
```

2.7.3　操作列表元素

修改元素值，例如：

```
>myList[[3]][[2]]
[1] 91
>myList[[3]][[2]]<-89
>myList
$studentName
[1] "Marray"    "Linda"    "John"

$lesson
[1] "English"    "Math"    "Chinese"

[[3]]
     [,1] [,2] [,3]
[1,]　85　79　65
[2,]　89　88　99
```

删除元素，例如：

```
>myList[[1]]<-NULL
>myList
$lesson
[1] "English"    "Math"    "Chinese"

[[2]]
     [,1] [,2] [,3]
[1,]　85　79　65
[2,]　89　88　99
```

列表的合并，例如：

```
>lst1<-list(1:3)
>lst2<-list(c(1.72,1.60,1.58))
>lst3<-c(lst1,lst2)    #使用c()函数合并多个列表为一个列表
>lst3
[[1]]
[1] 1 2 3
```

[[2]]
[1] 1.72 1.60 1.58

2.8 因子

在医学统计分析中，经常遇到连续数值型、分类型和有序分类型变量，连续数值型变量，如身高值，可以求和、求平均值等；分类型变量，如血型（A、B、O、AB），它的特点是没有顺序；有序分类型变量如患者状况（较差、一般、较好、很好），它的特点是有顺序。分类型和有序分类型变量在 R 语言中可以定义成因子。

2.8.1 因子的建立

使用 factor() 函数定义因子，其调用格式为：

factor(x＝character(), levels, labels＝levels, exclude＝NA, ordered＝is.ordered(x))

其中，x 为字符型或数值型向量，levels 为指定的因子水平，labels 可以给出不同水平的名称，exclude 表示要剔除的水平，ordered 表示因子的水平是否有次序。例如：

＞bloodType＝c(1, 3, 2, 4, 4, 3, 4, 2, 1)
＞Type1＝factor(bloodType)
＞Type1
[1] 1 3 2 4 4 3 4 2 1
Levels: 1 2 3 4
＞Type2＝factor(bloodType, labels＝c("A", "B", "O", "AB")) ＃指定因子水平名称
＞Type2
[1] A O B AB AB O AB B A
   Levels: A B O AB

上述代码中定义了一个变量 bloodType，1、2、3、4 分别代表 A、B、O、AB 血型，通过 factor() 函数，将其转为因子类型，labels 表示分类标签值。

如果想改变因子水平的排列顺序，可以使用以下方法：

＞Type3＝factor(bloodType, levels＝c(3, 4, 1, 2), labels＝c("O", "AB", "A", "B"))
＞Type3
[1] A O B AB AB O AB B A
   Levels: O AB A B   ＃因子水平排列顺序改变

　　也可以使用 relevel（）函数，例如：

＞Type4＝relevel(Type2, ref＝"AB")

＞Type4

［1］A　O　B　AB　AB　O　AB　B　A

　　Levels: AB　A　B　O

　　如果要表示有序因子，需要设置参数 ordered＝TRUE，例如：

＞status ＜－ c("Poor", "Improved", "Excellent", "Poor")

＞status1 ＜－ factor(status, order＝TRUE)

＞status1

　　运行上述代码，运行结果如下：

［1］Poor　　　　Improved　Excellent Poor

　　Levels: Excellent＜Improved＜Poor

　　运行结果"Levels：Excellent＜Improved＜Poor"表示 status1 有序因子按 Excellent、Improved、Poor 这三个单词的首字母 E、I、P 排列（即以英语字母表的字母顺序排列）。现实生活中，认为 Poor 的情况比 Improved 的情况更差，Improved 的情况比 Excellent 的情况更差，在 R 语言中用 Poor＜Improved＜Excellent 表示这种含义，为了设置成 Poor＜Improved＜Excellent 这种排列，需设置如下参数：

＞status2 ＜－ factor(status, order＝TRUE,

＋　　　　　　　　levels＝c("Poor", "Improved", "Excellent"))

＞status2

［1］Poor　　　　Improved　Excellent Poor

　　Levels: Poor＜Improved＜Excellent

2.8.2　与因子有关的函数

　　1. gl（）函数

　　使用 gl（）函数可以生成因子水平，调用格式如下：

gl(n, k, length ＝ n*k, labels ＝ seq_len(n), ordered ＝ FALSE)

其中，n 表示给定的水平个数，k 表示每个水平的重复数。例如：

＞gl(2,3,labels＝c("IBM","Microsoft"))

［1］IBM　　　　IBM　　　　IBM　　　　Microsoft Microsoft Microsoft

　　Levels: IBM Microsoft

2. table()函数

table()函数可以用来统计因子向量各个水平出现的频率，例如：

```
>table(Type2)
Type2
A  B  O  AB
1  2  2  3
```

3. tapply()函数

tapply()函数是针对因子的不同水平分别进行计算，其调用格式如下：

```
tapply(x, INDEX, FUN = NULL, ... , simplify = TRUE)
```

其中，x表示向量；INDEX表示因子或者因子列表；FUN为函数；simplify为逻辑参数，如果为FALSE，tapply返回的是列表，如果为TRUE，tapply返回的是向量。例如：

```
>x<-sample(1:5, size=15, replace=T)
>x
[1] 4 5 5 3 1 2 4 2 1 3 5 5 3 5 3
>y<-factor(x, labels=c("A","B","C","D","E"))
>y
[1] D E E C A B D B A C E E C E C
Levels: A B C D E
>tapply(x, y, sum)  #对给个因子水平求和
A   B   C   D   E
2   4   12  8   25
>tapply(x, y, sum, simplify = FALSE)
$A
[1] 2
$B
[1] 4
$C
[1] 12
$D
[1] 8
$E
[1] 25
```

其中，sample()函数用于抽样，是无放回的抽样，例如：

```
>sample(1:10)
[1]  4  3  10  8  2  5  6  1  9  7
```

如果是有放回抽样，则需添加一个参数 repalce= TRUE，例如：

```
>sample(1:10,size=5,replace=TRUE)  # size 为总体的容量
 [1] 1 5 1 3 2
```

2.9　不同数据结构间的转换

在进行数据分析时，经常需要将一种数据类型转换成另一种数据类型。R 语言提供了一系列函数来实现这些类型转换。表 2-5 列出了一些用于不同数据结构间转换的函数。

表 2-5　用于不同数据结构间转换的函数

转换类型	函数	含义
向量转换为其他类型	cbind() as. matrix()	建立一列矩阵
	rbind()	建立一行矩阵
	matrix(vector,n,p)	利用向量建立 n 行 p 列的矩阵
	as. data. frame()	将向量转换为数据框
矩阵转换为其他类型	as. vector()	将矩阵转换为向量
	as. data. frame()	将矩阵转换为数据框
	as. list()	将矩阵转换为列表
数据框转换为其他类型	as. matrix()	将数据框转换为矩阵
	as. vector(as. matrix())	将数据框转换为向量
	as. list()	将数据框转换为列表
列表转换为其他类型	unlist()	将列表转换为向量
	matrix(list,n,p)	将列表转换为矩阵
	as. data. frame()	将列表转换为数据框

第 3 章　读写数据与程序

第 2 章中介绍的 R 语言的数据结构，可以创建各种数据格式。此外，可以从 R 语言内置数据集和其他软件输入大量数据。

3.1　R 语言内置数据集

在 R 语言基本包 datasets 中存在 100 多个数据集，这些数据集随着 R 语言的启动而自动载入。可以使用如下代码查看：

```
> data(package="datasets")
```

运行上述代码，即显示 datasets 包中的数据集，如图 3-1 所示。

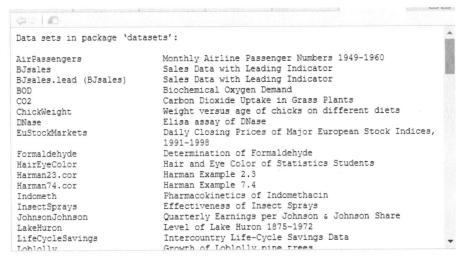

```
Data sets in package 'datasets':

AirPassengers          Monthly Airline Passenger Numbers 1949-1960
BJsales                Sales Data with Leading Indicator
BJsales.lead (BJsales) Sales Data with Leading Indicator
BOD                    Biochemical Oxygen Demand
CO2                    Carbon Dioxide Uptake in Grass Plants
ChickWeight            Weight versus age of chicks on different diets
DNase                  Elisa assay of DNase
EuStockMarkets         Daily Closing Prices of Major European Stock Indices,
                       1991-1998
Formaldehyde           Determination of Formaldehyde
HairEyeColor           Hair and Eye Color of Statistics Students
Harman23.cor           Harman Example 2.3
Harman74.cor           Harman Example 7.4
Indometh               Pharmacokinetics of Indomethacin
InsectSprays           Effectiveness of Insect Sprays
JohnsonJohnson         Quarterly Earnings per Johnson & Johnson Share
LakeHuron              Level of Lake Huron 1875-1972
LifeCycleSavings       Intercountry Life-Cycle Savings Data
Loblolly               Growth of Loblolly pine trees
```

图 3-1　datasets 包中的数据集

如果要查看数据集 women 的数据情况，可输入：

```
>data(women)
```

将 datasets 包中的数据集 women 调入：

> women$height

　　[1] 58 59 60 61 62 63 64 65 66 67 68 69 70 71 72

> women$weight

[1] 115 117 120 123 126 129 132 135 139 142 146 150 154 159 164

　　如果要查看其他包里的数据集，需要先安装包。包是 R 语言函数、数据、预编译代码以一种定义完善的格式组成的集合。

　　第一次安装一个包，使用命令 install. packages()即可，如：

> install. packages("vcd")

　　安装好以后，可以加载该包，命令如下：

> library(vcd)

　　需要注意的是，每个包只需要安装一次，但是在每个新的 R 会话中，使用这个包之前都应该先以 library()命令加载一次。

　　library()命令可以查看当前的 R 库中存储了哪些 R 包，还会显示 R 库的实际文件路径，也就是包含所有 R 包的文件夹的位置。

　　加载好包后，就可以查看里面的 Arthritis 数据集，该数据集是一个与关节炎相关的数据，可以通过以下命令方式载入并带入表格形式：

> data("Arthritis")

> Arthritis

　　命令运行的部分结果如图 3-2 所示。

```
> Arthritis
   ID Treatment   Sex Age Improved
1  57   Treated  Male  27     Some
2  46   Treated  Male  29     None
3  77   Treated  Male  30     None
4  17   Treated  Male  32   Marked
5  36   Treated  Male  46   Marked
6  23   Treated  Male  58   Marked
7  75   Treated  Male  59     None
8  39   Treated  Male  59   Marked
9  33   Treated  Male  63     None
10 55   Treated  Male  63     None
```

图 3-2　Arthritis 数据集中数据

3.2 数据的输入

R 语言提供了一系列用于导入数据的工具。从图 3-3 可以看出，R 语言可以从键盘、微软办公软件（如 Excel、Access）、流行的统计软件包（如 SAS、SPSS、Stata）、各种关系数据库管理系统（如 MySQL、SQL、Oracle）和特殊格式的文件（如 Webscraping、XML、ASCII、HDF、netCFD）中导入数据。下面将介绍几种常见的数据输入方式。

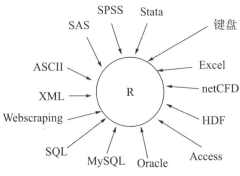

图 3-3 可以导入 R 语言的数据源

3.2.1 从键盘直接输入数据

我们可以利用 R 语言中的 edit( ) 函数直接输入数据。首先创建一个空的数据结构或者矩阵，定义变量名和字符格式。然后调用此数据对象的文本编辑器，输入数据，并将结果进行保存。

例如，创建一个数据表 mydata，其中包含三个变量，即年龄、性别、体重。年龄和体重为数值型数据，性别为字符型数据，操作如下：

```
> mydata <- data. frame(age=numeric(0),
+              gender=character(0),weight=numeric(0))
> mydata <- edit(mydata)
```

运行上述代码，则在电脑屏幕上显示如图 3-4 所示运行结果。

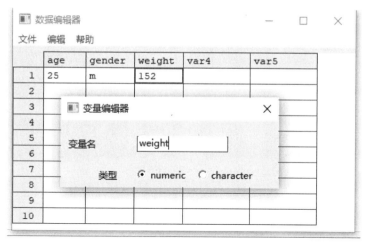

图 3—4 通过内置编辑器输入数据所创建的数据表

3.2.2 读纯文本文件

1. read. table()函数

利用 read. table()函数可以读取存储在文本文件（ASCII 格式）中的数据，该函数主要用来读取表格格式的数据。read. table()函数返回值为数据框，调用格式一般为：

read. table(file, header = FALSE, sep = "", quote = " \ "'", dec = ".", row. names, col. names, ...)

其中，file 为文件名；header 是逻辑变量，当取值为 TRUE 时表示数据文件的首行为变量名，当取值为 FALSE（默认值）时表示数据文件的首行不是变量名；sep 为数据的分隔符，允许导入的文件使用逗号以外的符号来分隔数值（例如，可以使用 sep=" \ t"读取制表符分隔的文件，默认的 sep=""表示一个或多个空格、制表符、新行或回车）；dec 为数据小数点所用的符号，通常用"."表示；row. names 为行名；col. names 为列名；其他参数可以查询系统得到帮助。

例如，在文件工作目录 RStudio 下建立一个 "d1. txt" 的文本文件，文件的内容为：

id height weight
1 58 115
2 59 117
3 60 120

输入命令：

```
> mydata<-read.table("d1.txt",header=T,sep="")
> mydata
    id  height  weight
1   1    58     115
2   2    59     117
3   3    60     120
> mydata<-read.table("d1.txt",header=F,sep="")
> mydata
    V1   V2      V3
1   id   height  weight
2   1    58      115
3   2    59      117
4   3    60      120
```

2. scan() 函数

scan() 函数的使用非常灵活，可以读取不同的数据类型，并且可以用来创建不同的对象类型。scan() 函数的一般调用格式为：

scan(file = "", what = double(), nmax = -1, n = -1, sep = "", dec = ".", skip = 0, nlines = 0, ...)

其中，file 为文件名；what 为函数返回值的类型，有 numeric（数值型）、logical（逻辑型）、character（字符型）和 list（列表）等，默认值为数值型且初始值为 0；nmax 取值为整数，表示读入数据的最大值；n 表示读取数据的最大个数，默认值为读取至文件末尾；nlines 表示读取多少行后停止读取，默认值为读取至文件末尾；其他参数含义与 read.table() 函数的参数含义类似。

例如，"ea.txt" 文件保存了 13 个样本量，它是一个纯文本文件：79.98 80.04 80.02 80.03 79.97 80.04 80.03 80.04 80.05 80.03 80.02 80.00 80.02。输入命令：

```
scan("ea.txt",what=0)
Read 13 items
[1] 79.98 80.04 80.02 80.03 79.97 80.04 80.03 80.04 80.05 80.03 80.02
[12] 80.00 80.02
```

再举一个返回列表形式的例子。读取文件工作目录下的 t1.txt 文件，输入命令：

```
> scan("t1.txt",what=list("",0,0),skip=1)
Read 4 records
[[1]]
[1] "1" "2" "3" "4"
[[2]]
[1] 58 59 60 62
[[3]]
[1] 115 117 120 119
```

给列表元素添加变量名称，输入命令：

```
> scan("t1.txt",what=list(id="",height=0,weight=0),skip=1)
Read 4 records
$id
[1] "1" "2" "3" "4"
$height
[1] 58 59 60 62
$weight
[1] 115 117 120 119
```

3.2.3 读取 Excel 表格数据

R 语言无法直接读取 Excel 表格，需要将 Excel 表格先转换成其他格式后再读取。

1. Excel 表格转换成文本文件

首先将要读取的 Excel 表格另存为 ".txt" 文件，然后调用 read.table() 函数读取即可。read.table() 函数的一般调用格式为：

read.table(file, header = FALSE, sep = "", quote = " \ "'", dec = ".",...)

其中，file 为文件名，header 是逻辑变量，其他参数意义与 read.table() 类似。

例如，读取表格 "data1.xlsx"，首先将表格另存为 "data1.txt" 文件，然后执行命令：

```
> read.table("data1.txt",header=T)
```

	no	sex	age	department	height	weight	smoke	drink	exercise	sbp	dbp
1	1	male	83	退休	150	39.0	0	0	1	142	60
2	2	male	64	退休	144	49.0	0	0	1	110	70
3	3	female	84	退休	160	56.0	0	0	0	150	80

4	4	male	49	机关	164	53.0	0	0	0	70	50
5	5	male	44	机关	170	73.0	0	0	0	NA	NA
6	6	female	51	机关	170	83.0	0	0	0	110	80
7	7	female	86	退休	163	59.9	0	1	0	130	76
8	8	male	53	教师	162	53.0	0	0	0	100	70
9	9	male	52	退休	160	70.0	0	0	1	110	80
10	10	female	50	教师	174	90.0	0	0	0	120	85
11	11	female	48	后勤	173	80.0	NA	0	0	120	90
12	12	female	42	机关	NA	NA	0	0	0	120	85
13	13	female	29	后勤	178	74.0	0	0	0	110	80
14	14	male	49	教师	155	59.0	0	0	0	110	80
15	15	male	35	教师	NA	NA	0	0	0	NA	NA
16	16	male	50	教师	157	46.0	0	0	0	110	80
17	17	male	39	教师	157	54.0	0	0	0	112	74
18	18	male	32	教师	161	47.0	0	0	0	100	70
19	19	male	49	教师	164	65.0	0	0	0	110	80
20	20	male	36	教师	162	42.0	0	0	0	100	78

2. Excel 表格转换成 CSV 文件

除了转化成文本文件，还可以将 Excel 表格转换成 CSV（逗号分隔）文件。首先将要读取的 Excel 表格另存为".csv"文件，然后调用 read. csv()函数读取即可。read. csv()函数的一般调用格式为：

read. csv(file, header = TRUE, sep = ",", quote = "\"",
       dec = ".", fill = TRUE, comment. char = "", ...)

其中，参数的意义与 read. delim()函数相同。函数返回的值为数据框。

需要注意的是，利用 read. delim()函数读取文件，如果遇到空串时，可指定相应的字符或数字填充进行读取。但是 read. table()函数不允许有空串，必须有相应的字符或数字才可以进行读取。

3. 直接读取 Excel 数据表

在 Windows 系统上，还可以使用 RODBC 包访问 Excel 文件。电子表格的第一行应该包含变量名/列名。

首先，下载并安装 RODBC 包，使用 install. packages()函数，代码如下：

＞install. packages("RODBC")　　♯包名称必须加双引号

运行上述代码，电脑屏幕上显示结果如下：

package 'RODBC' successfully unpacked and MD5 sums checked

此时，表明成功下载了 RODBC 包，并将该包成功安装到电脑相应的文件目录。另外，代码中的"♯包名称必须加双引号"语句，表示♯后的内容为对该代码的注释语句，方便编程人员阅读，可以删除。此处为提醒读者 install.packages()函数中安装的 RODBC 包，需要加双引号。本书后面，凡是代码中的♯号后内容，均为 R 语言方式的注释语句。

其次，加载 RODBC 包：

> library(RODBC) ♯根据 Windows 系统设置相应的 ODBC 数据源(32位/64位)

用 odbcConnectExcel()函数或者 odbcConnectExcel2007()函数完成 ODBC库与 Excel 表格的连接，再用 sqlFetch()函数得到 Excel 表格信息，其命令格式为：

> channel <— odbcConnectExcel2007("file.xlsx")

以上代码中，"file.xlsx"是文件目录下的工作簿名称。该语句完成 ODBC 库与 Excel 中 file.xlsx 文件的连接。

> mydata <— sqlFetch(channel, "mysheet")

以上代码中，"mysheet"是要从工作簿中读取的 Excel 工作表的具体名称。该语句完成 file.xlsx 文件中的 mysheet 工作表的数据读取。

当读取完数据后，最后，需要关闭链接，命令格式如下：

> odbcClose(channel)

运行上述代码，关闭 ODBC 库与 Excel 表格的连接。

3.2.4 读取 SPSS 数据

SPSS 软件保存的数据文件中的数据可以利用 foreign 程序包中的 read.spss()函数导入，导入之前需要先下载 foreign 程序包，然后再利用 read.spss()函数进行导入，调用格式一般为：

read.spss(file, use.value.labels = TRUE, to.data.frame = FALSE, ...)

其中，file 为.sav 格式文件；use.value.labels 为逻辑参数，默认值为 TRUE，表示如果 SPSS 文件中的变量带有值标签，则该变量自动转化为因子，否则不转化为因子；to.data.frame 的默认值为 FALSE，表示将数据导入列表中，否则将数据导入数据框中。

例如，在工作目录建立一个 SPSS 数据文件"d1.sav"，输入命令：

```
> install.packages("foreign")
> library(foreign)
> mydata <- read.spss("d1.sav", to.data.frame = T)
```

或者，还可以利用 Hmisc 程序包中的 spss.get()函数读取 SPSS 数据，同样需要先下载 Hmisc 程序包，spss.get()函数调用的一般格式为：

spss.get(file, use.value.labels = TRUE, to.data.frame = TRUE, ...)

其中，各参数的意义和 read.spss()函数相同。

例如，在 R 语言中输入命令：

```
> install.packages("Hmisc")
> library(Hmisc)
> mydata <- spss.get("data1.sav", use.value.labels=TRUE)
```

3.3 数据的输出

R 语言默认将运行结果输出到运行窗口。当希望将结果输出到某个文件中时，就需要通过调用函数来实现。

3.3.1 cat()函数

cat()函数可以完成运行结果的定向输出，其调用的一般格式为：

cat(... , file = "", sep = " ", fill = FALSE, append = FALSE)

其中，... 表示要输出的对象；file 为要写入数据的文件名；sep 表示写入数据之间的分隔符，默认为空格；fill 取值为 TRUE 时表示下次写入数据时在新的一行中写入，默认值为 FALSE；append 是逻辑变量，取值为 TRUE，表示添加到文件中，取值为 FALSE 时表示覆盖原文件。

例如，键入如下命令：

```
> cat("name","John",sep=":",fill=T,file = "ca1.txt")
> cat("age","24",sep=":",fill=T,file = "ca1.txt",append = T)
> cat("height","180",sep=":",fill=T,file = "ca1.txt",append = T)
```

则在工作目录中生成一个名为"ca1.txt"的文件，如下：

name:John
age:24
height:180

3.3.2 write() 函数

利用 write() 函数可以将一个向量或矩阵定向输出到文件中，其调用格式为：

write(x, file = "data", ncolumns = if(is. character(x)) 1 else 5,
append = FALSE, sep = " ")

其中，x 为要写入文件的数据，通常为向量或矩阵；file 为写入数据的文件名，若设置 file=""，则将结果定向到屏幕；ncolumns 为写入数据的列数，如果是数值型数据，默认值为 5，如果是字符型数据，默认值为 1；append 为逻辑变量，当为 TRUE 时表示在原有文件上添加数据，当为默认值 FALSE 时表示覆盖原文件；sep 表示写入数据间的分隔符，默认值为空格。

例如：

```
> mydata<－matrix(1:12,nr＝3,nc＝4)
> mydata
     [,1]  [,2]  [,3]  [,4]
[1,]    1     4     7    10
[2,]    2     5     8    11
[3,]    3     6     9    12
> write(mydata,file＝"d. txt")
```

则在工作目录中创建了一个名为 "d. txt" 的文件，内容为：

```
1 2 3 4 5
6 7 8 9 10
11 12
```

3.3.3 write. table() 函数和 write. csv() 函数

write. table() 函数将数据写成表格形式的文本文件，write. csv() 函数将数据写成带有逗号分隔的. csv 格式的表格文件，其一般调用格式为：

write. table(x, file = "", append = FALSE, quote = TRUE, sep = " ",
        eol = " \n", na = "NA", dec = ".", row. names = TRUE,
        col. names = TRUE, , ...)
write. csv(...)

其中，x 为要写入文件的数据，通常是数据或数据框；file 为文件名；append 为逻辑变量；quote 默认值为 TRUE，表示变量名放到双引号中；na = "NA" 表示缺失值用 NA 表示。

例如：

```
> mydata<-data.frame(name=c("John","Alice","James","Bet"),age=c("24",
      "30","26","41"),height=c(180,162,178,164))
> write.table(mydata,file="f1.txt")
```

则在工作目录中创建了一个名为"f1.txt"的文件，内容为：

	"name"	"age"	"height"
"1"	"John"	"24"	180
"2"	"Alice"	"30"	162
"3"	"James"	"26"	178
"4"	"Bet"	"41"	164

3.3.4 save()函数

save()函数将数据写成 R 格式文件，其后缀名为.Rdata，例如：

```
> mydata<-data.frame(name=c("John","Alice","James","Bet"),age=c("24",
      "30","26","41"),height=c(180,162,178,164))
> save(mydata,file="f1.Rdata")
```

则在工作目录中创建了一个名为"f1.Rdata"的文件。

此外，R 语言还提供了一些函数可以将图形写入文件，如 pdf()、png()、jpeg()、bmp()、tiff()等。

3.4 控制结构

在 R 语言中，每个命令可以看作一个语句（或表达式），语句之间用换行符或分号分隔。将若干个语句放在一起组成复合语句，复合语句需要放在花括号"{ }"中。

R 语言与其他高级语言一样，也拥有标准的语句控制结构，如循环结构、条件结构等。

3.4.1 循环结构

循环结构将重复地执行一条或多条语句，直到满足某个终止条件为止。在 R 语言中，主要有三种循环结构：for 结构、while 结构和 repeat 结构。

1. for()函数

for()函数的语法格式为：

```
for(var in seq) expr
```

其中，var 为循环变量；seq 为向量表达式（通常是个序列）；expr 为要执行的语句（通常为一组表达式），可以是一条单独的语句，也可以是一组复合语句。例如：

```
> n<-0
> for (i in 1:10) n=n+i
> n
[1] 55
```

2.　while()函数

while()函数的语法格式为：

```
while(cond) expr
```

其中，cond 为要终止的条件，expr 为要执行的语句，当条件 cond 成立，则执行表达式 expr。例如：

```
> n<-0;i<-1;
> while(i<=10){ n=n+i;i=i+1}
> n
[1] 55
```

3.　repeat()函数

repeat()函数的语法格式为：

```
repeat expr
        break
```

其中，expr 为要执行的语句。

repeat()函数必须依赖终止语句（break）跳出循环。例如：

```
> n<-0;i<-1;
> repeat {n=n+i;i=i+1; if(i>10) break}
> n
[1] 55
```

3.4.2　条件结构

R 语言的条件结构主要有 if 结构和 switch 结构两种。if 函数的语法格式为：

```
if(cond) expr
```

表示如果 cond 条件成立，就执行语句 expr。

if(cond) expr_1　else　expr_2

表示如果 cond 条件成立，就执行语句 expr_1，否则就执行语句 expr_2。例如：

> if(any(x<=0)) y<-log(1+x) else y<-log(x)

表示如果 x 的某个分量小于等于 0 时，对 1+x 取对数并赋值给 y，否则直接对 x 取对数并赋值。

　　if-else 结构还有另外一种紧凑的形式，即 ifelse 结构：

ifelse(test, yes, no)

表示如果条件 test 为真，则执行语句 yes，否则执行语句 no。ifelse 结构的一个优势在于向量化运算，此时 test 为逻辑型向量，即当 test[i] 为真时，返回 yes[i]，否则返回 no[i]。例如：

> x<-c(-2:2); y<-rnorm(5); z<-10*x
> ifelse(x<=0, y, z)
[1]　2.0209460　-0.3027077　0.6720155　-10.0000000　0.0000000

　　switch 结构多用于分支情况，语法格式为：

switch(EXPR, list)

其中，EXPR 为表达式，list 为列表，如果 EXPR 的取值在 1~length(list) 之间，则函数返回列表相应位置的值；如果 EXPR 的取值超出范围，则无返回值。

3.5　函数定义

　　R 语言的基础包和扩展包提供了大量功能强大的函数，然而在很多时候还需要用户去定义和编写函数，以实现特定的任务。同其他编程语言一样，R 语言允许用户创建自己的函数。

　　在 R 语言中，函数可以理解为一条或者多条命令组成的集合，其定义的格式如下：

function_name<- function(arg_1, arg_1_2, ...) expr
return()

其中，function_name 为函数名；arg_1, arg_1_2,... 表示函数的参数；expr 为函数体，由一条或多条命令组成，如果是多条命令，则需要将命令用花括号 "{}" 括起来；return()返回函数值，如果没有调用 return()，R 语言系统默认返回最后执行的语句的值。

　　如果要编写新的函数，在主页面单击"file/newfile/Rscript"，打开 R 编辑器，在窗口下写程序。当程序编写完成后，保存脚本文件，且扩展名为". R"。在使用函数时，执行"source(function_name. R)"命令将函数调用到 R 中即可。

　　【例 3.1】如果 X 和 Y 分别来自两个总体的样本，总体的方差相同且未知，编写一个计算两样本 t 统计量的函数。t 统计量的计算公式为

$$T = \frac{(\overline{X} - \overline{Y})}{S\sqrt{\dfrac{1}{n_1} + \dfrac{1}{n_2}}}$$

其中

$$S^2 = \frac{(n_1 - 1)S_1^2 + (n_2 - 1)S_2^2}{n_1 + n_2 - 2}$$

$\overline{X}$ 和 $\overline{Y}$ 分别为两组数据的样本均值，S_1^2 和 S_2^2 分别为两组数据的样本方差，n_1 和 n_2 分别为两组数据样本的个数。

　　解：按照公式编写相应的函数（函数名为"t. stat. R"）：

```
t. stat<-function(x, y){
    n1<-length(x); n2<-length(y)
    xb<-mean(x); yb<-mean(y)
    sx2<-var(x); sy2<-var(y)
    s<-((n1-1)*sx2+(n2-1)*sy2)/(n1+n2-2)
    (xb-yb)/sqrt(s*(1/n1+1/n2))
}
```

输入数据
```
> x<-scan("b. txt")
Read 8 items
> y<-scan("ea. txt")
Read 13 items
> x
[1] 80. 02 79. 98 79. 95 80. 03 79. 94 79. 97 79. 97 79. 97
> y
[1] 79. 98 80. 04 80. 02 80. 03 79. 97 80. 04 80. 03 80. 04 80. 05 80. 03 80. 02
[12] 80. 00 80. 02
> source("t. stat. R")
> t. stat(x, y)
[1] -3. 472245
```

【例 3.2】 在患病率调查研究中，估计总体率所需的样本含量公式为 $n = \dfrac{\mu_{\alpha/2}^2 \pi(1-\pi)}{\sigma^2}$，其中 n 为样本量，α 为显著水平，一般设为 0.05，$\mu_{\alpha/2}$ 值为对应的标准正态分布曲线下的面积，π 为总体率的标准差，σ 为容许误差。如果患病率在 20% 上下波动，容许误差定位为 0.01，$\alpha=0.05$，试用 R 语言计算所需的样本量。

解：由题意和统计学知识可知，样本率近似服从正态分布，置信度越高，允许误差越小，需要的样本量越大。按照公式编写相应的函数（函数名为"s. stat. R"）：

```
s. stat<−function(x,y){
(1.96*1.96)/(x*x) *y*(1−y)}
```

输入数据 调入函数

```
>x=0.01
>y<−0.2
>source("s.stat.R")
    >s.stat(x, y)
```

程序运行结果为：

[1] 6146.56

因此，至少需要的样本量约为 6147。

第4章　数据预处理

在对实际数据进行分析和挖掘之前，一般需要对原始数据进行预处理，为后续统计分析做好必要的准备。数据预处理直接影响数据分析的质量，是数据挖掘与统计分析不可缺少的重要环节。本章重点讲解如何应用 R 语言对实际数据进行预处理。

4.1　用基本包处理数据框

4.1.1　数据加载到数据框

数据加载到数据框的操作指令如下：

```
>setwd("数据所在的路径")
>data<－read.csv("数据 csv 文件",header＝TRUE)
```

上述指令的解释说明：

(1) setwd()用于指定要加载的数据到数据框所存放的路径；

(2) data<－read.csv("...",header＝TRUE)是将 .csv 文件加载到 data 数据框中，并带有表头。

实例演示：

```
>setwd("F:\Rbookdata")
>data<－read.csv("data.csv",header＝TRUE)
>data
```

	no	sex	age	department	height	weight	smoke	drink	exercise	sbp	dbp
1	1	male	83	退休	150	39	0	0	1	142	60
2	2	male	64	退休	144	49	0	0	1	110	70
3	3	female	84	退休	160	56	0	0	0	150	80
4	4	male	49	机关	164	53	0	0	0	70	50
5	5	male	44	机关	170	73	0	0	0	NA	NA

6	6	female	51	机关	170	83	0	0	0	110	80
7	7	female	86	退休	163	59.9	0	1	0	130	76
8	8	male	53	教师	162	53	0	0	0	100	70
9	9	male	52	退休	160	70	0	0	1	110	80
10	10	female	50	教师	174	90	0	0	0	120	85
11	11	female	48	后勤	173	80	NA	0	0	120	90
12	12	female	42	机关	NA	NA	0	0	0	120	85
13	13	female	29	后勤	178	74	0	0	0	110	80
14	14	male	49	教师	155	59	0	0	0	110	80
15	15	male	35	教师	NA	NA	0	0	0	NA	NA
16	16	male	50	教师	157	46	0	0	0	110	80
17	17	male	39	教师	157	54	0	0	0	112	74
18	18	male	32	教师	161	47	0	0	0	100	70
19	19	male	49	教师	164	65	0	0	0	110	80
20	20	male	36	教师	162	42	0	0	0	100	78

4.1.2 查看数据框

查看数据框变量的操作命令如下：

>ls()

实例演示：

```
> ls()
[1] "data"
```

4.1.3 查看数据框里的内容

1. 查看整个数据框的数据

查看整个数据框的数据的操作指令如下：

>数据框名称

实例演示①：

```
>data
     no   sex   age   department   height   weight   smoke   drink   exercise   sbp   dbp
1    1    male   83      退休         150      39       0       0        1       142   60
```

---

① 由于命令运行结果所占篇幅较长，此处结果只截取前5行数据作为展示。

	no	sex	age	department	height	weight	smoke	drink	exercise	sbp	dbp
2	2	male	64	退休	144	49	0	0	1	110	70
3	3	female	84	退休	160	56	0	0	0	150	80
4	4	male	49	机关	164	53	0	0	0	70	50
5	5	male	44	机关	170	73	0	0	0	NA	NA

2. 查看数据框前部的数据

查看数据框前部的数据的操作指令如下：

＞head(数据框名称)

实例演示：

＞ head(data)

	no	sex	age	department	height	weight	smoke	drink	exercise	sbp	dbp
1	1	male	83	退休	150	39	0	0	1	142	60
2	2	male	64	退休	144	49	0	0	1	110	70
3	3	female	84	退休	160	56	0	0	0	150	80
4	4	male	49	机关	164	53	0	0	0	70	50
5	5	male	44	机关	170	73	0	0	0	NA	NA
6	6	female	51	机关	170	83	0	0	0	110	80

head()函数只显示 data 数据框的前 6 行数据。

3. 查看数据框尾部的数据

查看数据框尾部的数据的操作指令如下：

＞tail(数据框名称)

实例演示：

＞ tail(data)

	no	sex	age	department	height	weight	smoke	drink	exercise	sbp	dbp
15	15	male	35	教师	NA	NA	0	0	0	NA	NA
16	16	male	50	教师	157	46	0	0	0	110	80
17	17	female	39	教师	157	54	0	0	0	112	74
18	18	male	32	教师	161	47	0	0	0	100	70
19	19	male	49	教师	164	65	0	0	0	110	80
20	20	male	36	教师	162	42	0	0	0	100	78

tail()函数只显示 data 数据框的前 6 行数据。

4. 查看数据框所有变量名称

查看数据框所有变量名称的操作指令如下：

＞names(数据框名称)

实例演示：

```
> names(data)
[1] "no"          "sex"          "age"          "department"
[5] "height"      "weight"       "smoke"        "drink"
[9] "exercise"    "sbp"          "dbp"
```

5. 探索数据框结构

探索数据框结构的操作指令如下：

＞str(数据框名称)

实例演示：

```
> str(data)
'data.frame' :     20 obs. of   11 variables:
$ no        : int   1 2 3 4 5 6 7 8 9 10 ...
$ sex       : chr   "male" "male" "female" "male" ...
$ age       : int   83 64 84 49 44 51 86 53 52 50 ...
$ department: chr   "退休" "退休" "退休" "机关"...
$ height    : int   150 144 160 164 170 170 163 162 160 174 ...
$ weight    : num   39 49 56 53 73 83 59.9 53 70 90 ...
$ smoke     : int   0 0 0 0 0 0 0 0 0 0 ...
$ drink     : int   0 0 0 0 0 1 0 0 0 0 ...
$ exercise  : int   1 1 0 0 0 0 0 0 1 0 ...
$ sbp       : int   142 110 150 70 NA 110 130 100 110 120 ...
$ dbp       : int   60 70 80 50 NA 80 76 70 80 85 ...
```

6. 查看数据框全部属性

查看数据框全部属性的操作指令如下：

＞attributes(数据框名称)

实例演示：

```
> attributes(data)
$names
[1] "no"          "sex"          "age"          "department"
[5] "height"      "weight"       "smoke"        "drink"
[9] "exercise"    "sbp"          "dbp"
```

$class
[1] "data.frame"
$row.names
[1]　1　2　3　4　5　6　7　8　9 10 11 12 13 14 15 16 17 18 19 20

7. 修改及自定义数据属性

修改及自定义数据属性的操作指令如下：

＞attr(数据名称,"var.labels")［属性编号］＜－ "新的属性名"

实例演示：

＞ attr(data,"var.labels")［1］＜－"number"
＞ attr(data,"var.labels")［9］＜－"sports"

当定义数据的第 1 列和第 9 列的属性名称为"number"和"sports"后，查看数据的属性如下：

＞ attributes(data)$var.labels
[1] "number"　NA　　　　NA　　　　NA　　　　NA　　　　NA　　　　NA　　　　NA
[8] "sports"　　NA

4.1.4　选取数据框的子集

1. 使用索引下标选取数据框的子集

使用索引下标选取数据框的子集的操作指令如下：

＞数据框名称［行号,列号］

实例演示：

＞ data［3,2］
[1]"female"

2. 使用 $ 符号选取数据框的子集

使用 $ 符号选取数据框的子集的操作指令如下：

＞数据框名称$变量名

实例演示：

＞ data$department
［1］"退休" "退休" "退休" "机关" "机关" "机关" "退休" "教师"
［9］"退休" "教师" "后勤" "机关" "后勤" "教师" "教师" "教师"

[17] "教师" "教师" "教师" "教师"

3. 使用索引号提取多个变量

使用索引号提取多个变量的操作指令如下：

＞数据框名称[起始行号:终止行号,c(列号 i,...,列号 j)]

实例演示：

＞ data[1:3, c(3,4,6)]

	age	department	weight
1	83	退休	39
2	64	退休	49
3	84	退休	56

4. 使用变量名提取多条记录

使用变量名提取多条记录的操作指令如下：

＞数据框名称[起始行号:终止行号,c("变量名 i",...,"变量名 j")]

实例演示：

＞ data[1:3, c("sex","department","weight")]

	sex	department	weight
1	male	退休	39
2	male	退休	49
3	female	退休	56

5. 使用条件句筛选数据框

使用条件句筛选数据框的操作指令如下：

＞数据框名称[数据框名称$变量名 ＝＝"值",]

实例演示：

＞ data[1:3, data$department == "退休",]

	no	sex	age	smoke	exercise
1	1	male	83	0	1
2	2	male	64	0	1
3	3	female	84	0	0

6. 使用 subset()函数筛选数据框中的数据，显示所有变量

使用 subset()函数筛选数据框中的数据，显示所有变量的操作指令如下：

＞subset(数据框名称,变量名 ＝＝"值")

实例演示：

＞ subset(data, exercise ＝＝ "1")

	no	sex	age	department	height	weight	smoke	drink	exercise	sbp	dbp
1	1	male	83	退休	150	39	0	0	1	142	60
2	2	male	64	退休	144	49	0	0	1	110	70
9	9	male	52	退休	160	70	0	0	1	110	80

7. 使用 subset()函数筛选数据框中的数据，只显示部分变量

使用 subset()函数筛选数据中的数据，只显示部分变量的操作指令如下：

＞subset(数据框名称,变量名 ＝＝"值",select ＝ c(变量名 i,...,变量名 j))

实例演示：

＞ subset(data, exercise ＝＝ "1", select ＝ c(sex,department))

	sex	department
1	male	退休
2	male	退休
9	male	退休

8. 使用 sample()函数随机抽样

使用 sample()函数随机抽样的操作指令如下：

＞sample.rows ＜－ sample(1:nrow(数据框名称), size＝自然数, replace ＝ FALSE)
＞sample.rows
＞数据框名称[sample.rows,]

上述指令的解释说明：
（1）sample()函数的第一个参数表示抽样元素组成的向量；
（2）第二个参数 size 表示抽取元素的数量；
（3）第三个参数 replace 用于设定是否放回。
实例演示：

＞ sample.rows ＜－ sample(1:nrow(data), size ＝ 3, replace ＝ FALSE)
＞ sample.rows
[1] 8 9 1
＞ data[sample.rows,]

	no	sex	age	department	height	weight	smoke	drink	exercise	sbp	dbp

	no	sex	age	department	height	weight	smoke	drink	exercise	sbp	dbp
8	8	male	53	教师	162	53	0	0	0	100	70
9	9	male	52	退休	160	70	0	0	1	110	80
1	1	male	83	退休	150	39	0	0	1	142	60

4.1.5 将数据框按照某个变量的值排序

1. 显示数据框中某个变量的所有取值

显示数据框中某个变量的所有取值的操作指令如下:

>数据框名称[order(数据框名称$变量名),]

实例演示[①]:

data[order(data$age),]

	no	sex	age	department	height	weight	smoke	drink	exercise	sbp	dbp
13	13	female	29	后勤	178	74	0	0	0	110	80
18	18	male	32	教师	161	47	0	0	0	100	70
15	15	male	35	教师	NA	NA	0	0	0	NA	NA
20	20	male	36	教师	162	42	0	0	0	100	78
17	17	male	39	教师	157	54	0	0	0	112	74

2. 从大到小显示数据框中变量的值

从大到小显示数据框中变量的值的操作指令如下:

>数据框名称[order(数据框名称$变量名), decreasing = TRUE,]

或者

>数据框名称[order(一数据框名称$变量名),]

实例演示:

> data[order(data$age, decreasing = TRUE),]

或者[②]

> data[order(一data$age),]

	no	sex	age	department	height	weight	smoke	drink	exercise	sbp	dbp
7	7	female	86	退休	163	59.9	0	1	0	130	76

---

① 此处只截取命令运行结果的前5行。
② 此处只截取命令运行结果的前5行。

3	3	female	84	退休	160	56	0	0	0	150	80
1	1	male	83	退休	150	39	0	0	1	142	60
2	2	male	64	退休	144	49	0	0	1	110	70
8	8	male	53	教师	162	53	0	0	0	100	70

4.1.6　查找和删除重复数据

1. 判断有无重复值

判断有无重复值的操作指令如下：

＞duplicated(数据框名称$变量名)

或

＞any(duplicated(数据框名称$变量名))

或

＞table(duplicated(数据框名称$变量名))

或

＞which(duplicated(数据框名称$变量名))

上述指令的解释说明：

（1）duplicated()的返回值有 TRUE 或 FALSE，分别表示有重复取值或无重复取值；

（2）any()可在数据行数过多时作用于 duplicated()；

（3）table()返回重复值的个数；

（4）which()可定位变量重复值所在的行号。

实例演示：

＞ duplicated(data$no)

　　[1] FALSE FALSE FALSE FALSE FALSE FALSE FALSE FALSE FALSE FALSE
　　[11] FALSE FALSE FALSE FALSE FALSE FALSE FALSE FALSE FALSE FALSE

或

＞ any(duplicated(data$no))

[1] FALSE

或

＞ table(duplicated(data$no))

FALSE

    20

或

> data1 <- data
> data1[12,] <- data[2,]
> data1
> which(duplicated(data1$no))
[1] 12

    2. 删除重复值

    删除重复值的操作指令如下:

>unique. code. data <- 数据框名称[!duplicated(数据框名称$变量名),]

    实例演示:

> unique. code. data <- data1[!duplicated(data1$no),]
> identical(unique. code. data, data)
[1] FALSE

4.1.7 在数据框中添加和删除变量

    1. 添加变量

    添加变量是在数据框中创建新的变量并把它添加到现有的数据框中。

    添加变量的操作指令如下:

>数据框名称$新变量名 <-新变量求解函数(数据框名称$自变量名)

或

>数据框 <-transform(数据框, 新变量 = 形变量求解函数(自变量名))

    实例演示:

> data$log10height <- log10(data$height)

或

> data <- transform(data, log10height = log10(height))
> names(data)
[1] "no"   "sex"   "age"   "department"
[5] "height"   "weight"   "smoke"   "drink"

[9] "exercise"　　　 "sbp"　　　　 "dbp"　　　　 "log10height"

2. 删除变量

删除变量的操作指令如下：

>数据框名称［,－变量标号］

或

>数据框$变量名 <－ NULL

上述指令的解释说明：

（1）前一种方法是在方括号内变量标号的前面加一个减号；

（2）后一种方法会永久删除数据框中的变量。

实例演示[①]：

> data［,－4］

	no	sex	age	height	weight	smoke	drink	exercise	sbp	dbp	log10height
1	1	male	83	150	39	0	0	1	142	60	2.176091
2	2	male	64	144	49	0	0	1	110	70	2.158362
3	3	female	84	160	56	0	0	0	150	80	2.204120
4	4	male	49	164	53	0	0	0	70	50	2.214844
5	5	male	44	170	73	0	0	0	NA	NA	2.230449

或

> data$log10height <－ NULL

4.1.8　把数据框添加到搜索路径

把数据框添加到搜索路径的操作指令如下：

>attach(数据框名称)

或

>with(数据框名称,)

或

>detach(数据框名称)

上述指令的解释说明：

---

① 　此处只截取命令运行结果的前 5 行。

（1）attach()函数可以将数据框添加到搜索路径中；

（2）with()能避免像前一种方法导致重复加载而引发的系统资源的过载和混淆，但其局限性是需要多次使用数据框，其赋值仅在此函数内部生效；

（3）detach（数据框名称）可以将不再需要使用的数据集从搜索路径中移除。

实例演示：

插入搜索：

```
> attach(data)
> search()
[1] ".GlobalEnv"         "data"                "tools:rstudio"
[4] "package:stats"      "package:graphics"    "package:grDevices"
[7] "package:utils"      "package:datasets"    "package:methods"
[10] "Autoloads"         "package:base"
```

或

```
>with(data,summary(age))
Min.1st    Qu.     Median   Mean    3rd Qu.   Max.
29.00      41.25   49.00    51.25   52.25     86.00
```

移除搜索：

```
> detach(data)
> search()
[1] ".GlobalEnv"         "tools:rstudio"       "package:stats"
[4] "package:graphics"   "package:grDevices"   "package:utils"
[7] "package:datasets"   "package:methods"     "Autoloads"
```

4.2 用 dplyr 包处理数据框

dplyr 包能以统一的规范更高效地处理数据框，使用前需输入加载指令：

```
>library(dplyr)
```

4.2.1 使用 filter()和 slice()筛选行

使用 filter()和 slice()筛选行的操作指令如下：

```
>filter(数据框,筛选表达式1,筛选表达式2,...)
```

或

＞slice(数据框，筛选行号)

上述指令的解释说明：同一筛选条件不同复合子项可用"｜"号分隔开。

实例演示：

＞filter(data, exercise ＞ 0)

	no	sex	age	department	height	weight	smoke	drink	exercise	sbp	dbp
1	1	male	83	退休	150	39	0	0	1	142	60
2	2	male	64	退休	144	49	0	0	1	110	70
3	9	male	52	退休	160	70	0	0	1	110	80

或

＞filter(data, exercise ＞ 0, height ＞ 160 ｜ height ＜ 145)

	no	sex	age	department	height	weight	smoke	drink	exercise	sbp	dbp
1	2	male	64	退休	144	49	0	0	1	110	70

或

＞slice(data, 3:5)

	no	sex	age	department	height	weight	smoke	drink	exercise	sbp	dbp
1	3	female	84	退休	160	56	0	0	0	150	80
2	4	male	49	机关	164	53	0	0	0	70	50
3	5	male	44	机关	170	73	0	0	0	NA	NA

4.2.2 使用 arrange()排列行

使用 arrange()排列行的操作指令如下：

＞arrange(数据框，排序变量1，排序变量2,...)

或

＞arrange(数据框, desc(排序变量1，排序变量2,...))

或

＞arrange(数据框，— 排序变量)

上述指令的解释说明：

（1）arrange()是递增排序，desc()是递减排序；

（2）排序变量前加上一个"－"等同于 desc()函数的作用；

（3）靠前的变量优先排序，从左至右依次操作。

实例演示：

升序①：

```
> arrange(data, age, weight)
```

	no	sex	age	department	height	weight	smoke	drink	exercise	sbp	dbp
1	13	female	29	后勤	178	74	0	0	0	110	80
2	18	male	32	教师	161	47	0	0	0	100	70
3	15	male	35	教师	NA	NA	0	0	0	NA	NA
4	20	male	36	教师	162	42	0	0	0	100	78
5	17	male	39	教师	157	54	0	0	0	112	74

降序：

```
> arrange(data, desc(age))
```

或②

```
> arrange(data, − age)
```

	no	sex	age	department	height	weight	smoke	drink	exercise	sbp	dbp
1	7	female	86	退休	163	59.9	0	1	0	130	76
2	3	female	84	退休	160	56	0	0	0	150	80
3	1	male	83	退休	150	39	0	0	1	142	60
4	2	male	64	退休	144	49	0	0	1	110	70
5	8	male	53	教师	162	53	0	0	0	100	70

4.2.3　使用 select()选择列

使用 select()选择列的操作指令如下：

```
>select(数据框，遴选变量1，遴选变量2，...)
```

上述指令的解释说明：dplyr 包和 MASS 包里有同名函数 select()，可使用
"::"加以区分，如：dplyr::select()。

实例演示③：

```
> select(data, age, sbp, dbp)
```

	age	sbp	dbp
1	83	142	60

---

① 此处只截取命令运行结果的前 5 行。
② 此处只截取命令运行结果的前 5 行。
③ 此处只截取命令运行结果的前 5 行。

2	64	110	70
3	84	150	80
4	49	70	50
5	44	NA	NA

4.2.4　使用 mutate() 添加新变量

使用 mutate() 添加新变量的操作指令如下：

＞mutate(数据集, 新变量 ＝ 表达式)

上述指令的解释说明：若要用新变量替换原变量，只需把新变量命名为原变量名。

实例演示[①]：

＞ mutate(data, weight10 ＝ weight*10)

	no	sex	age	department	height	weight	smoke	drink	exercise	sbp	dbp	weight10
1	1	male	83	退休	150	39	0	0	1	142	60	390
2	2	male	64	退休	144	49	0	0	1	110	70	490
3	3	female	84	退休	160	56	0	0	0	150	80	560

或

＞ mutate(data, weight ＝ weight*10)

	no	sex	age	department	height	weight	smoke	drink	exercise	sbp	dbp
1	1	male	83	退休	150	39	0	0	1	142	60
2	2	male	64	退休	144	49	0	0	1	110	70
3	3	female	84	退休	160	56	0	0	0	150	80

4.2.5　使用 summarise() 计算统计量

使用 summarise() 计算统计量的操作指令如下：

＞summarise(数据框, 统计量1＝表达式或函数,...)

实例演示：

＞ summarise(data, Mean.age ＝ mean(age), Sd.age ＝ sd(age))

	Mean.age	Sd.age
1	51.25	16.43768

---

① 此处只截取命令运行结果的前 3 行。

4.2.6 使用 group_by() 拆分数据框

使用 group_by() 拆分数据框的操作指令如下：

＞group_by(数据框，变量名)

实例演示①：

```
> group_by(data, exercise)
# A tibble: 20 x 11
# Groups:   exercise [2]
```

	no	sex	age	department	height	weight	smoke	drink	exercise
	⟨int⟩	⟨chr⟩	⟨int⟩	⟨chr⟩	⟨int⟩	⟨dbl⟩	⟨int⟩	⟨int⟩	⟨int⟩
1	1	male	83	退休	150	39	0	0	1
2	2	male	64	退休	144	49	0	0	1
3	3	female	84	退休	160	56	0	0	0

4.2.7 使用传递符"%＞%"组合多个操作

使用传递符"％＞％"组合多个操作的操作指令如下：

＞操作1 ％＞％ 操作2 ％＞％...

上述指令的解释说明："％＞％"能够定义一系列规定动作，不必单独设置每一步的中间变量，节约了工作空间所占的内存。

实例演示：

```
> c(2, 4, 6, 8) %>% matrix(nrow = 2)
     [,1] [,2]
[1,]   2    6
[2,]   4    8
```

4.3 数据框的合并

4.3.1 横向合并

横向合并的操作指令如下：

---

① 此处只截取命令运行结果的前 3 行。

＞rbind(data1,data2)

上述指令的解释说明：

（1）被合并的两个数据框必须拥有相同的变量；

（2）常用于向数据框添加观测值。

从 data 数据框中筛选年龄小于 30 的子集数据，赋给 subdata1 变量：

＞ subdata1＝subset(data,age＜30)

从 data 数据框中筛选年龄大于 80 的子集数据，赋给 subdata2 变量：

＞ subdata2＝subset(data,age＞80)

横向合并 subdata1 和 subdata2 变量中的数据：

＞rbind(subdata1,subdata2)

得到结果如下：

	no	sex	age	department	height	weight	smoke	drink	exercise	sbp	dbp
13	13	female	29	后勤	178	74	0	0	0	110	80
1	1	male	83	退休	150	39	0	0	1	142	60
3	3	female	84	退休	160	56	0	0	0	150	80
7	7	female	86	退休	163	59.9	0	1	0	130	76

4.3.2　纵向合并

纵向合并的操作指令如下：

＞cbind(data1,data2)

上述指令的解释说明：

（1）被合并的两个数据框必须拥有相同的行数，而且要以相同的顺序排列；

（2）常用于向数据框添加变量。

从 data 数据框中筛选 no 列和 age 列数据，赋给 subdata3 变量：

＞ subdata3＝select(data,no,age)

从 data 数据框中筛选 department 列和 sbp 列数据，赋给 subdata4 变量：

＞ subdata4＝select(data,department,sbp)

纵向合并 subdata3 和 subdata4 变量中的数据：

＞cbind(subdata3,subdata4)

得到结果如下①:

	no	age	department	sbp
1	1	83	退休	142
2	2	64	退休	110
3	3	84	退休	150
4	4	49	机关	70
5	5	44	机关	NA

4.3.3 共有变量合并

按照某个共有变量合并的操作指令如下:

＞新合并的数据框名称 ＜－ merge(data1, data2, by ＝"id")

或

＞新合并的数据框名称 ＜－ full_join(data1, data2, by ＝"id")

上述指令的解释说明:

(1) Full_join()函数使用之前要先加载 dplyr 包;

(2) dplyr 包中有多种用于数据合并的函数，如 bind_rows()，bing_cols()，left_join()，right_join()等。

实例演示:

数据准备②:

＞ subdata 5＝select(data, no, sex, age)

＞ subdata 5

	no	sex	age
1	1	male	83
2	2	male	64
3	3	female	84
4	4	male	49
5	5	male	44

＞ subdata 6＝select(data, no, department, weight)

＞ subdata 6

no department weight

----

① 此处只截取命令运行结果的前 5 行。
② 此处只截取命令运行结果的前 5 行。

1	1	退休	39
2	2	退休	49
3	3	退休	56
4	4	机关	53
5	5	机关	73

合并操作[①]：

> data_join = merge(subdata 5, subdata 6, by = "no")
> data_join

	no	sex	age	department	weight
1	1	male	83	退休	39
2	2	male	64	退休	49
3	3	female	84	退休	56
4	4	male	49	机关	53
5	5	male	44	机关	73

或

> data_join = full_join(subdata 5, subdata 6, by = "no")
> data_join

	no	sex	age	department	weight
1	1	male	83	退休	39
2	2	male	64	退休	49
3	3	female	84	退休	56
4	4	male	49	机关	53
5	5	male	44	机关	73

4.3.4　数据框的长宽格式的转换

数据框的长宽格式的转换的操作指令如下：

> wide <- pivot_wider()

或

> long <- pivot_longer()

上述指令的解释说明：

（1）tidyr 包能够以一种简洁统一的格式实现数据框中数据长宽格式的转换；

[①]　此处只截取命令运行结果的前 5 行。

（2）pivot_wider()在 tidyr 包内，用于把数据框中的长格式数据转换为宽格式数据；

（3）pivot_longer()在 tidyr 包内，用于把数据框中的宽格式数据转换为长格式数据；

（4）使用 pivot_wider()或 pivot_longer 之前要先加载 tidyr 包；

（5）使用 gather()函数使数据框中的宽格式数据转换为长格式数据。

实例演示：

```
library(tidyr)
>Patientdata<-data.frame(Patient=c("A","B","C"),Month0=c(21,17,29),Month2
=c(20,21,27),Month6=c(21,22,23))
>Patientdata   #数据以宽格式显示
```

	Patient	Month0	Month2	Month6
1	A	21	20	21
2	B	17	21	22
3	C	29	27	23

以下代码使数据框中的宽格式数据转换为长格式数据：

```
>datalong< - pivot_longer(Patientdata, - Patient, names_to = "month", values_to =
"BMI")
>datalong
# A tibble: 9 x 3
```

	Patient	month	BMI
	⟨chr⟩	⟨chr⟩	⟨dbl⟩
1	A	Month0	21
2	A	Month2	20
3	A	Month6	21
4	B	Month0	17
5	B	Month2	21
6	B	Month6	22
7	C	Month0	29
8	C	Month2	27
9	C	Month6	23

也可以使用 gather()函数使数据框中的宽格式数据转换为长格式数据：

```
>tidyPatientData <- gather(Patientdata, key = month, value = BMI, -Patient)
>tidyPatientData
```

	Patient	month	BMI
1	A	Month0	21
2	B	Month0	17
3	C	Month0	29
4	A	Month2	20
5	B	Month2	21
6	C	Month2	27
7	A	Month6	21
8	B	Month6	22
9	C	Month6	23

以下代码使数据框中的长格式数据转换为宽格式数据：

```
>datawide<-pivot_wider(as.data.frame(datalong),names_from=month,values_from=
BMI)
>datawide
# A tibble: 3 x 4
```

	Patient	Month0	Month2	Month6
	⟨chr⟩	⟨dbl⟩	⟨dbl⟩	⟨dbl⟩
1	A	21	20	21
2	B	17	21	22
3	C	29	27	23

4.4 缺失值的处理

缺失值常用 NA（Not Available）表示。

4.4.1 缺失值的识别及移除

识别及移除缺失值的操作指令如下：

```
>is.na(数据框名称)
```

或

```
>table(is.na(数据框名称))
```

上述指令的解释说明：

（1）is.na()函数返回结果是逻辑值 TRUE 或 FALSE；

（2） table()函数多用于数据量较大的情况；

（3） NA 参与的任何计算结果都是 NA；

（4） 增加限定参数 "na. rm＝TRUE"，可移除缺失值；

（5） na. omit()函数也可把缺失值移除；

（6） summary()函数在计算向量的统计量时会自动忽略缺失值。

实例演示：

```
> example <- c(1, 15, NA, 23, 0, 7)
> example
[1] "1"   "15"   NA   "23"   "0"   "7"
> is. na(example)
[1] FALSE  FALSE  TRUE  FALSE  FALSE  FALSE
```

或

```
> table(is. na(example))

FALSE   TRUE
  5      1
```

计算之前应移除缺失值：

```
> mean(example)
[1] NA
> mean(example, na. rm = TRUE)
[1] 9.2
```

或

```
> mean(na. omit(example))
[1] 9.2
```

有的函数计算时会自动忽略缺失值：

```
> summary(example)
  Min. 1st Qu.   Median   Mean 3rd Qu.    Max.     NA's
  0.0    1.0      7.0      9.2   15.0     23.0      1
```

4.4.2 探索数据框里的缺失值

探索数据框里的缺失值的操作指令如下：

```
>aggr()
```

上述指令的解释说明：

（1）aggr()使用前需要加载 VIM 包。

（2）aggr()函数不仅展示每个变量里缺失值的个数或比例，还可展示多个变量组合下缺失值的个数或比例。

（3）aggr()函数的调用格式为：aggr(x,prop＝FALSE,numbers＝TRUE,cex. axis＝0.7，...)，其中，x 是"summary. aggr"类的一个对象，prop 是一个逻辑值，表示是否使用缺失值的所占比例值；numbers 是逻辑值，表示是否用数字表示缺失值的个数；cex. axis 设置用于 X 轴注释的字符的大小。

实例演示：

```
>install. packages("VIM")
> library(VIM)
> setwd("F:\Rbookdata")
> health<－read. csv("data. csv", header＝TRUE)
> aggr(health,prop＝FALSE,numbers＝TRUE,cex. axis＝1)
```

数据框 health 缺失值的分布情况如图 4－1 所示，图左展示了每个变量的缺失值个数；图右展示了 6 个变量的缺失值的情况，深灰色代表缺失值，最右边数值代表个数，16 代表 16 个样品没有缺失值。

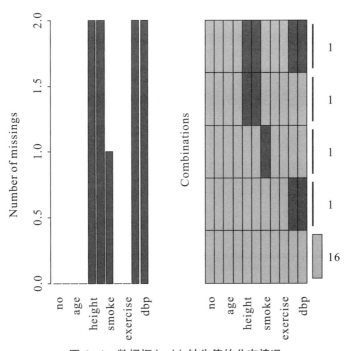

图 4－1　数据框 health 缺失值的分布情况

4.4.3 填充缺失值

缺失值的三种处理方式：删除、替换、补全。数据缺失处理并不能弥补信息损失。

1. 删除操作

删除带有缺失值的变量或记录的操作指令：

＞目标数据框 ＜－ 缺失数据框名称［complete.cases(缺失数据框名称),］
＞目标数据框 ＜－ na.omit(缺失数据框名称)

上述指令的解释说明：

①complete.cases()函数可用于识别矩阵或数据框内有无缺失值的行，其返回值分别是：若完整则返回 TRUE，若缺失则返回 FALSE。

②na.omit()函数可用于删除数据框中的缺失值。

实例演示[①]：

＞setwd("F:\Rbookdata")
＞health＜－read.csv("data.csv",header＝TRUE)
＞health

	No	sex	age	department	height	weight	smoke	drink	exercise	sbp	dbp
1	1	male	83	退休	150	39.0	0	0	1	142	60
2	2	male	64	退休	144	49.0	0	0	1	110	70
3	3	female	84	退休	160	56.0	0	0	0	150	80
4	4	male	49	机关	164	53.0	0	0	0	70	50
5	5	male	44	机关	170	73.0	0	0	0	NA	NA
6	6	female	51	机关	170	83.0	0	0	0	110	80

第 10 和 11 列，各有一个 NA，表示是缺失值。

＞health1＜－health［complete.cases(health[,10:11]),］
＞health1

	no	sex	age	department	height	weight	smoke	drink	exercise	sbp	dbp
1	1	male	83	退休	150	39.0	0	0	1	142	60
2	2	male	64	退休	144	49.0	0	0	1	110	70
3	3	female	84	退休	160	56.0	0	0	0	150	80
4	4	male	49	机关	164	53.0	0	0	0	70	50

---

① 此处只截取命令运行结果的前 6 行。

	no	sex	age	department	height	weight	smoke	drink	exercise	sbp	dbp
6	6	female	51	机关	170	83.0	0	0	0	110	80

如上所示，去掉了有缺失值的第 5 行。

或

＞health2 ＜－ na.omit(health)

＞health2

	no	sex	age	department	height	weight	smoke	drink	exercise	sbp	dbp
1	1	male	83	退休	150	39.0	0	0	1	142	60
2	2	male	64	退休	144	49.0	0	0	1	110	70
3	3	female	84	退休	160	56.0	0	0	0	150	80
4	4	male	49	机关	164	53.0	0	0	0	70	50
6	6	female	51	机关	170	83.0	0	0	0	110	80

2. 替换操作

用均值、中位数、众数或其他值替代缺失值的操作指令：

＞数据框均值 ＜－ mean(缺失数据框$存在缺失值的变量, na.rm ＝ TRUE)

＞过度数据框 ＜－ 缺失数据框

＞目标数据框$更新缺失变量[is.na(过度数据框$缺失变量)]＜－数据框均值

上述指令的解释说明：除了均值，也可用中位数、众数等其他统计特征值替代缺失值。

实例演示：

＞setwd("F:\Rbookdata")

＞health＜－read.csv("data.csv",header＝TRUE)

＞health$sbp

[1] 142 110 150　70　NA 110 130 100 110 120 120 120 110 110　NA 110 112 100 110 100

＞health$sbp[is.na(health$sbp)]＜－mean(health$sbp,na.rm＝TRUE)

＞health$sbp

[1] 142 110 150　70 113 110 130 100 110 120 120 120 110 110 113 110 112 100 110 100

以上是使用变量 sbp 列的平均值代替了缺失值。

3. 多重插补

如何基于统计模型进行推测和补充缺失值的操作，如多重插补（multiple imputation），常见处理方式有：

（1）预测均值匹配（pmm），是一种线性回归，适用于数值型变量；

（2）Logistic 回归（logreg），适用于二分类变量；

（3）多分类 Logistic 回归（ployreg），适用于无序多分类变量；

（4）比例优势比模型（polr），适用于有序多分类变量。

多重插补的操作指令如下：

```
>library(mice)
>imputed.data <— mice(缺失值数据框名称, seed ＝)
```

上述指令的解释说明：mice()函数是通过 Gibbs 抽样进行随机采样得到插补值的。

实例演示：

```
>library(mice)
>setwd("F:\Rbookdata")
>health<—read.csv("data.csv", header＝TRUE)
>health
```

	no	sex	age	department	height	weight	smoke	drink	exercise	sbp	dbp
1	1	male	83	退休	150	39.0	0	0	1	142	60
2	2	male	64	退休	144	49.0	0	0	1	110	70
3	3	female	84	退休	160	56.0	0	0	0	150	80
4	4	male	49	机关	164	53.0	0	0	0	70	50
5	5	male	44	机关	170	73.0	0	0	0	NA	NA
6	6	female	51	机关	170	83.0	0	0	0	110	80
7	7	female	86	退休	163	59.9	0	1	0	130	76
8	8	male	53	教师	162	53.0	0	0	0	100	70
9	9	male	52	退休	160	70.0	0	0	1	110	80
10	10	female	50	教师	174	90.0	0	0	0	120	85
11	11	female	48	后勤	173	80.0	NA	0	0	120	90
12	12	female	42	机关	NA	NA	0	0	0	120	85
13	13	female	29	后勤	178	74.0	0	0	0	110	80
14	14	male	49	教师	155	59.0	0	0	0	110	80
15	15	male	35	教师	NA	NA	0	0	0	NA	NA
16	16	male	50	教师	157	46.0	0	0	0	110	80
17	17	male	39	教师	157	54.0	0	0	0	112	74
18	18	male	32	教师	161	47.0	0	0	0	100	70
19	19	male	49	教师	164	65.0	0	0	0	110	80
20	20	male	36	教师	162	42.0	0	0	0	100	78

```
>impdata<—mice(health2)
>impdata
```

Class：mids

Number of multiple imputations： 5

Imputation methods：

no	sex	age	department	height	weight	smoke	drink	exercise	sbp	dbp
""	""	""	""	"pmm"	"pmm"	""	""	""	"pmm"	"pmm"

PredictorMatrix：

	no	sex	age	department	height	weight	smoke	drink	exercise	sbp	dbp
no	0	0	1	0	1	1	0	1	1	1	1
sex	1	0	1	0	1	1	0	1	1	1	1
age	1	0	0	0	1	1	0	1	1	1	1
department	1	0	1	0	1	1	0	1	1	1	1
height	1	0	1	0	0	1	0	1	1	1	1
weight	1	0	1	0	1	0	0	1	1	1	1

Number of logged events： 3

	it	im	dep	meth	out
1	0	0		constant	sex
2	0	0		constant	department
3	0	0		constant	smoke

　　从运行结果看出，多重插补了 5 个缺损值。no、age 等变量没有插补（""），height、weight 等变量用的是预测均值匹配方法（"pmm"），预测变量矩阵给出插补过程的相关信息，行表示进行插补的变量，列表示为插补提供信息的变量，1 表示使用，0 表示未使用。

　　可以利用 complete() 函数查看由 mice() 生成的完全数据框，例如：

＞complete(impdata,action＝1)

	no	sex	age	department	height	weight	smoke	drink	exercise	sbp	dbp
1	1	male	83	退休	150	39.0	0	0	1	142	60
2	2	male	64	退休	144	49.0	0	0	1	110	70
3	3	female	84	退休	160	56.0	0	0	0	150	80
4	4	male	49	机关	164	53.0	0	0	0	70	50
5	5	male	44	机关	170	73.0	0	0	0	120	76
6	6	female	51	机关	170	83.0	0	0	0	110	80

　　该数据框有 20 个观测值，这里仅列出 6 个观测值数据。

4.5 大数据的处理策略

4.5.1 清理工作空间

清理工作空间的操作指令如下:

>rm(list = ls(all = TRUE))

或

>rm(object1, object2, ...)

上述指令的解释说明:

(1) ls()用于显示当前工作空间中的对象;

(2) 参数 all 默认为 FALSE,这里设为 TRUE 表示清除包括隐藏在内的所有对象;

(3) rm()还可以用于清除临时对象或其他不需要的对象。

实例演示:

rm(list = ls(all = TRUE))

4.5.2 筛选和剔除变量

1. 筛选变量

筛选变量的操作指令如下:

>目标数据框<— select(源数据框,筛选条件)

上述指令的解释说明:

(1) select 系列函数需要先加载 dplyr 包,指令为> library (dplyr);

(2) 筛选条件需要先加载 tidyselect 包,指令为>library (tidyselect);

(3) 筛选条件常用函数有 starts_with()、ends_with()和 contains()等。

实例演示[①]:

> subdata_d <— select(data, starts_with("d"))
> subdata_d

    department   drink   dbp

---

① 此处只截取命令运行结果的前 3 行。

1	退休	0	60
2	退休	0	70
3	退休	0	80

或

> subdata_e <— select(data, ends_with("e"))

> subdata_e

	age	smoke	exercise
1	83	0	1
2	64	0	1
3	84	0	0

或

> subdata_x <— select(data, contains("x"))

> subdata_x

	sex	exercise
1	male	1
2	male	1
3	female	0

2. 剔除变量

剔除变量的操作指令如下：

>目标数据集 <— select(源数据框, —筛选条件)

上述指令的解释说明：剔除变量与筛选变量类似，只需在上述筛选条件前面加上"—"号。

实例演示[1]：

> subdata_x0e <— select(subdata_x, — ends_with("e"))

> subdata_x0e

	sex
1	male
2	male
3	female

---

[1]　此处只截取命令运行结果的前 3 行。

4.5.3 选取数据框的一个随机样本

选取数据框的一个随机样本的操作指令如下：

＞数据框名称 ＜－ sample_n(数据框名称, size ＝ 选取记录的数量)

或

＞数据框名称 ＜－ samlpe_frac(数据框名称, size ＝ 选取记录所占的比例)

上述指令的解释说明：

（1）Sample_n()的参数 size＝指定行的个数；

（2）Ssample_frac()的参数 size＝指定占所有行的比例。

实例演示：

＞ sample_n(data, size ＝ 3)

	no	sex	age	department	height	weight	smoke	drink	exercise	sbp
1	7	female	86	退休	163	59.9	0	1	0	130
2	11	female	48	后勤	173	80.0	NA	0	0	120
3	15	male	35	教师	NA	NA	0	0	0	NA

或

＞ sample_frac(data, size ＝ 0.1)

	no	sex	age	department	height	weight	smoke	drink	exercise	sbp
1	7	female	86	退休	163	59.9	0	1	0	130
2	6	female	51	机关	170	83.0	0	0	0	110

第 5 章　R 语言初级绘图

当分析数据时，常常需要可视化数据，R 语言有功能强大的绘图系统，为可视化数据提供了丰富的函数。本章将介绍 R 语言中的基本绘图功能。

5.1　条形图

通过垂直或水平的条形图显示分类变量的频率分布。在 R 语言中，使用 barplot()函数可绘制条形图。

5.1.1　barplot()函数调用格式和常见参数的意义

barplot()函数最简单的调用格式如下：

```
barplot(height, width = 1, space = NULL,
        names.arg = NULL, legend.text = NULL, beside = FALSE,
        horiz = FALSE, ...)
```

其中，height 为向量或矩阵，用于设定条形的长度；space 为数值，用于设定条形之间空白的宽度，默认值为 NULL；names.arg 为向量，用于设定条形图下方的名称，默认值为 NULL；legend.text 为字符串，作为图例说明，默认值为 NULL；beside 为逻辑值，如果为 FALSE，height 被描绘为堆叠的条形图，如果为 TRUE，height 被描绘为并列的条形图；horiz 为逻辑值，如果为 FALSE，条形图将垂直绘制，第一个条形图在左边，如果为 TRUE，条形图将横向绘制，第一个条形图在底部。

5.1.2　垂直和水平的条形图绘制

下面使用 R 语言的 vcd 包中关于关节炎研究的 Arthritis 数据集来讲解条形图的绘制。在关节炎研究中，变量 Improved 记录了接受安慰剂或药物治疗的患者的治疗效果。

代码如下：

```
>library(vcd)
>head(Arthritis)
```

运行上述代码，结果如下：

	ID	Treatment	Sex	Age	Improved
1	57	Treated	Male	27	Some
2	46	Treated	Male	29	None
3	77	Treated	Male	30	None
4	17	Treated	Male	32	Marked
5	36	Treated	Male	46	Marked
6	23	Treated	Male	58	Marked

```
>number <- table(Arthritis$Improved)
>number
```

运行上述代码，结果如下：

None	Some	Marked
42	14	28

运行结果表明，治疗效果分为三个等级：None，Some，Marked。其中，治疗没有效果的共 42 人，有一些效果的共 14 人，治疗有显著效果的共 28 人。

条形图样式分为两种：条形图 1 和条形图 2。下面使用 Arthritis 数据集绘制条形图 1，代码如下：

```
>barplot(number,
         main="垂直的条形图",
         xlab="Improvement", ylab="Frequency")
```

运行上述代码，结果如图 5-1 的左边图所示。

下面使用 Arthritis 数据集绘制条形图 2，代码如下：

```
>barplot(number,
         main="水平的条形图",
         xlab="Frequency", ylab="Improvement",
         horiz=TRUE)
```

运行上述代码，结果如图 5-1 的右边图所示。

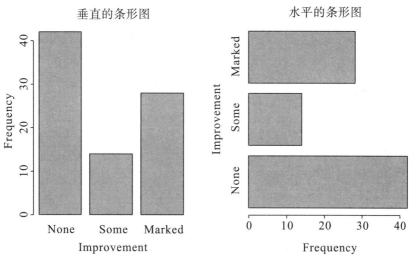

图 5-1　垂直和水平的条形图

5.1.3　堆叠和分组条形图绘制

仍然以 Arthritis 数据集为例，绘制堆叠的条形图。

先计算考虑治疗类型和改善状况的二联列表中的数据，代码如下：

```
>number2 <- table(Arthritis$Improved, Arthritis$Treatment)
>number2
```

运行上述代码，结果如下：

	Placebo	Treated
None	29	13
Some	7	7
Marked	7	21

代码运行结果解释如下：对于安慰组（Placebo），没有治疗效果的为 29 人，有一些治疗效果的为 7 人，有显著治疗效果的为 7 人；对于治疗组（Treated），没有治疗效果的为 13 人，有一些治疗效果的为 7 人，有显著治疗效果的为 21 人。

堆叠条形图的绘制代码如下：

```
>barplot(number2,
        main="堆叠条形图",
        xlab="Treatment", ylab="Frequency",
        col=c("lightblue","lightcyan","cornsilk"),
        ylim=c(0,55))
```

＞legend（" top"，legend＝rownames（number2），fill＝c（" lightblue"," lightcyan"，"cornsilk"））

其中，legend()函数为设置图例位置和颜色。

分组条形图的绘制代码如下：

```
＞barplot(number2,
        main="分组条形图",
        xlab="Treatment", ylab="Frequency",
        col=c("lightblue","lightcyan","cornsilk"),
        legend=rownames(number2), beside=TRUE)
```

运行上述两段代码得到的图形如图5-2所示。

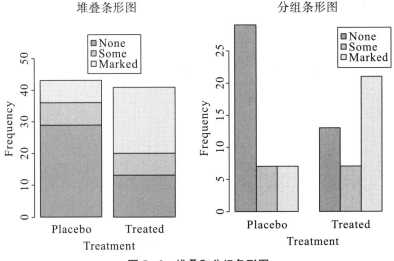

图 5-2　堆叠和分组条形图

5.2　饼图

饼图用于表示各类数据的占比情况。使用 pie()函数可绘制饼图。

5.2.1　pie()函数调用格式和常见参数的意义

pie()函数调用格式为：

pie(x, labels ＝ names(x), radius ＝ 0.8, ...)

其中，x 为非负数向量，用于设定饼图中扇形的面积或比例；labels 为字符型向量，用于设定图中扇形的名称；radius 为数值，用于设定饼图的半径。

5.2.2 饼图绘制

如某年某地不同年龄组某病的患病情况如下：0~20 岁年龄组，182 人患病；21~40 岁年龄组，301 人患病；41~60 岁年龄组，220 人患病；61~80 岁年龄组，152 人患病。

饼图的绘制代码如下：

饼图 1：

```
>patient<－c(182,301,220,152)
>lbls <－ c("0~20岁", "21~40岁", "41~60岁", "61~80岁")
>lbls1<－paste(lbls, " "," \n",patient,"人")
>pie ( patient, labels ＝ lbls1,
      main＝"各年龄组患病人数")
```

饼图 2：

```
>percent <－ round(patient/sum(patient)*100)
>lbls2 <－ paste(lbls, " ", percent, "%", sep="")
>pie (patient, labels=lbls2, col=rainbow(length(lbls2)),
      main＝"各年龄组患病百分比")
```

运行结果如图 5-3 所示。图 5-3 的左边图为带数字的饼图，右边图为带百分比的饼图。

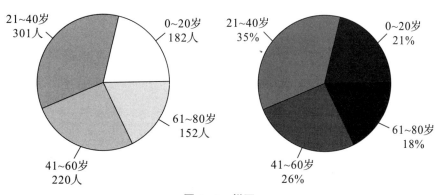

图 5-3 饼图

5.3 直方图

直方图又称柱状图，是一种在统计报告中常用到的图。直方图可展示连续数据的分布，可以估计数据的概率分布。我们可使用 hist() 函数绘制直方图。

5.3.1 hist()函数调用格式和常见参数的意义

hist() 函数调用格式为：

hist(x, breaks = "Sturges", freq = NULL, ...)

其中，x 为数值型向量，用于设定直方图中的数据；breaks 为数值、向量或字符型，用于设定直方图的断点；freq 为逻辑型，如果设置 freq=TRUE，使用 x 中的数据绘制频数的直方图；如果设置 freq=FALSE，使用 x 中的数据绘制密度的直方图。

5.3.2 直方图绘制

【例 5.1】某医院科室调查得到 25 人的收缩压（单位：mmHg）资料如下：93.5，96.2，99.8，105.6，107.8，110.8，112.5，113.6，114.7，116.9，117.2，118.4，119.8，120.4，121.1，122.5，122.9，121.5，122.9，124.1，125.7，126.1，123.3，131.7，135.1。

绘制直方图的代码如下：

```
>sbp<- c(93.5, 96.2, 99.8, 105.6, 107.8, 110.8, 112.5, 113.6, 114.7, 116.9, 117.2, 118.4, 119.8, 120.4, 121.1, 122.5, 122.9, 121.5, 122.9, 124.1, 125.7, 126.1, 123.3, 131.7, 135.1)
>hist(sbp, col="lightblue", border="blue", labels=TRUE, ylim=c(0, 8.5))
```

绘制带有密度曲线的直方图的代码如下：

```
>hist(sbp, breaks=6, freq=FALSE)
>lines(density(sbp), col="red", lwd=2)
```

上述代码中，lines() 函数用于绘制数据的密度曲线。

运行上述代码绘制的直方图如图 5-4 所示，其中左图为频数直方图，右图为带密度曲线的直方图。

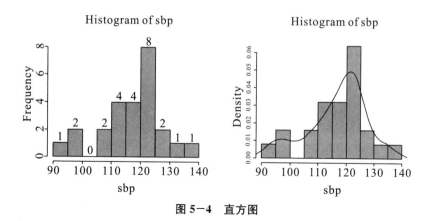

图 5-4　直方图

5.4　盒形图

盒形图，顾名思义，绘制出来的图形外观像盒子一样。盒形图最大的特点：能够通过中位数和四分位数的间距反映数据分布的大致特征，也能够展示异常值、离群点，因此，盒形图多用于数据初步探索阶段和展示数据集中数据的集中趋势。盒形图的绘制有数值法和公式法两种，下面介绍使用 boxplot()函数绘制盒形图的方法。

5.4.1　数值法绘制盒形图

boxplot()函数调用格式为：

boxplot(x, …)

其中，x 可以是向量、列表或数据框。

数值法绘制盒形图相对公式法来说简单一些，即直接传入一组连续型数据绘图，主要目的是观察该数据集中和离散的趋势。

【例 5.2】使用［例 5.1］的收缩压值绘制盒形图，代码如下：

＞sbp＜－c(93.5, 96.2, 99.8, 105.6, 107.8, 110.8, 112.5, 113.6, 114.7, 116.9, 117.2, 118.4, 119.8, 120.4, 121.1, 122.5, 122.9, 121.5, 122.9, 124.1, 125.7, 126.1, 123.3, 131.7, 135.1)
＞boxplot(sbp)

运行代码后得到如图 5-5 所示的盒形图。

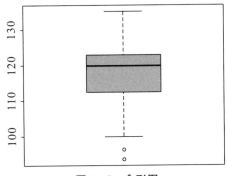

图 5-5　盒形图

5.4.2　公式法绘制盒形图

boxplot()函数调用格式为：

boxplot(formula, data = NULL, ...)

其中，formula 使用~来连接数值型向量与分组因子，~的调用格式在后面代码例子中展示，data 变量用来提供数据。

【例 5.3】使用 R 语言自带的数据集 ToothGrowth 作为示例，该数据集中收集了 60 只豚鼠通过喂食橙汁（OJ）或维生素 C（VC）这两种维生素 C 源中的一种，接受三种剂量水平的维生素 C（0.5 mg/d、1 mg/d 和 2 mg/d）后，牙齿的生长长度。

代码如下：

```
>data(ToothGrowth)
>str(ToothGrowth)
'data.frame':60 obs. of  3 variables:
$ len : num   4.2 11.5 7.3 5.8 6.4 10 11.2 11.2 5.2 7 ...
$ supp: Factor w/ 2 levels "OJ","VC": 2 2 2 2 2 2 2 2 2 2 ...
$ dose: num   0.5 0.5 0.5 0.5 0.5 0.5 0.5 0.5 0.5 0.5 ...
>attach(ToothGrowth)
>boxplot(len ~ dose, data=ToothGrowth, main="Tooth Growth", names=c('dose=0.5
','dose=1','dose=2'))
```

运行上述代码得到图 5-6。

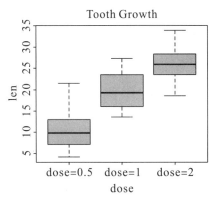

图 5-6   喂食不同剂量维生素 C 的豚鼠牙齿生长长度的盒形图

还可以在 x 轴上引入两变量的交互，代码如下：

＞boxplot(len ～ supp ＋ dose, data ＝ ToothGrowth, main＝"Tooth Growth")

运行上述代码得到图 5-7。

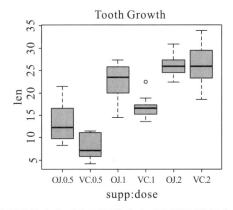

图 5-7   喂食不同剂量维生素 C 和不同维生素 C 源的豚鼠牙齿生长长度的盒形图

5.5   图形的导出

如果想保存图形，可以使用 Rstudio 右下角的 "Plots" 选项卡，单击 "Explort"，选择 "Save as Image" 或 "Save as PDF"，如图 5-8 所示，选择 "Update Preview"，即可显示图片，然后单击 "Save"，即可保存图片。

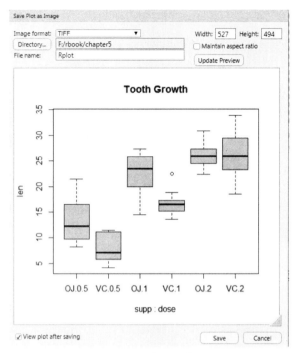

图 5-8　保存图形截屏

也可以通过代码保存图形，需要先打开设备并设置相关参数，然后绘图，再关闭设备。例如，可以保存为 tiff 格式的位图文件，具有该图片格式的文件常用于文章投稿。常使用 tiff() 来设置要绘制图形的各个参数，调用格式为：

tiff(filename ＝ "Rplot％03d. tif",

　　width ＝ 480, height ＝ 480, units ＝ "px", pointsize ＝ 12,

　　compression ＝ c("none", "rle", "lzw", "jpeg", "zip", "lzw＋p", "zip＋p"),

　　res ＝ NA, ...)

其中，filename 设置绘制图形的文件名，width 设置图形的宽度，height 设置图形的高度，units 设置图形宽高的单位，compression 设置图形的压缩方式，res 设置图形的分辨率。

将图片保存为 tiff 格式的代码如下：

＞tiff(filename＝"example. tiff", width＝12, height＝8, units＝"cm", compression＝"lzw", res＝300)

＞sbp＜－c(93.5, 96.2, 99.8, 105.6, 107.8, 110.8, 112.5, 113.6, 114.7, 116.9, 117.2, 118.4, 119.8, 120.4, 121.1, 122.5, 122.9, 121.5, 122.9, 124.1, 125.7, 126.1, 123.3, 131.7, 135.1)

＞boxplot(sbp)

＞dev. off()

　　运行上述代码，在当前文件夹下，可以得到一个名称为 example. tiff 的图形文件。还可以通过 png()函数、bmp()函数、jpeg()函数分别得到 png、bmp、jpeg 格式的位图文件，具体的调用参数可以联机帮助得到，如：

＞?jpeg

　　运行上述代码，可以得到 jpeg 格式文件的帮助，结果如下：

```
jpeg(filename = "Rplot%03d.jpg",
    width = 480, height = 480, units = "px", pointsize = 12,
    quality = 75,
    bg = "white", res = NA, family = "", restoreConsole = TRUE,
    type = c("windows", "cairo"), antialias,
        symbolfamily="default")
```

　　在绘制并保存图形后，需使用 dev. off()语句关闭图形设备。
　　此外，也可以绘制并保存矢量图，如：

＞sbp＜－c(93. 5, 96. 2, 99. 8, 105. 6, 107. 8, 110. 8, 112. 5, 113. 6, 114. 7, 116. 9, 117. 2, 118. 4, 119. 8, 120. 4, 121. 1, 122. 5, 122. 9, 121. 5, 122. 9, 124. 1, 125. 7, 126. 1, 123. 3, 131. 7, 135. 1)
＞pdf(filename＝"example1.pdf", width＝12, height＝8)
＞boxplot(sbp)
＞dev. off()

　　运行上述代码后，在当前文件夹下可以得到一个名称为 example1. pdf 的矢量图形文件。
　　使用 dev. off()关闭绘图设备后，再次绘制图形不会在 Rstudio 中的 Plots 选项卡中显示图形，需要先运行 dev. new()，才能在 Rstudio 中的 Plots 选项卡中显示图形，如：

＞dev. new()
＞boxplot(sbp)

　　运行上述代码，得到图形才能在 Plots 选项卡中显示。

5.6 par()函数详解

5.6.1 par()函数介绍

par 是 parameters 的简写，即为参数，是一个专门用来设置绘图参数的函数。什么是参数？例如，求正弦的三角函数为 sin(x)，其中 x 即为 sin()函数的参数，参数是一个函数的实际承载体，没有参数，sin()函数则没有相应的输入值，函数也就无从运算。在函数的实际使用过程中，可以通过改变参数的输入值，从而得到不同实验的结果。

在 RStudio 中，在控制台输入 help("par")或者?par 得到：

par(..., no. readonly = FALSE)
$<$highlevel plot$>$ (..., $<$tag$>$ = $<$value$>$)

par()函数的参数有 60 多个，其中有 22 个参数经常会用到，若能熟练掌握 par()函数常用的 22 个参数，就可以绘制相应图像来展示数据，实现数据的可视化。

5.6.2 par()函数参数介绍

（1）adj 是 adjustment 的简写，即为调整，取值为 adj＝c(x,y)，表示字符边界矩形框的左下角相对坐标点（x,y）的位置调整。此参数是为图形位置的微调，所以 x，y 的取值小于 1。

（2）ask 是逻辑参数，参数的值为 TRUE 或者 FALSE。若为 TRUE（且当前的 R 会话是可交互状态），则在绘制新图像之前会要求用户输入确认信息。同样的，会对扩展包 grid 和 lattice 的输出有影响，甚至可能会应用到没有屏幕输出的设备上（但可能会没有效果）。

（3）bg 是颜色参数，用于设置绘图区域的背景色，如图 5－9 所示例子，代码为：

par(bg='pink')　＃将背景色设置为粉红色
plot(10:20)

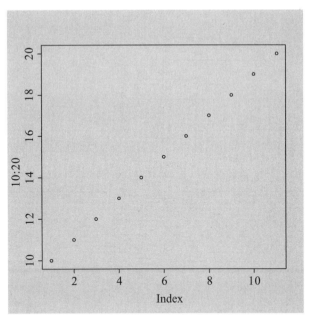

图 5-9　设置背景色为粉红色

（4）bty 用于设置图形边框样式，该参数值为字符串型，用于限定图形的边框类型。如果 bty 的值为"o"（默认值）、"l"、"7"、"c"、"u"或者"]"中的任意一个，对应的边框类型就和该字母的形状相似。如果 bty 的值为"n"，表示无边框。这些看似没有规律的数字，观察外形后会发现有迹可循，数字 1，就是 L，表示只显示下方和左边边框；数字 7，表示只显示上方和右边边框；字母 c，表示只显示上方、下方和左边边框；字母 u，表示只显示下方、左边边框和右边边框。具体程序如下，结果如图 5-10 所示。

```
par(mfrow=c(3,2),bg='white')
par(bty="o")
plot(1:10,main='bty="o"')
par(bty="l")
plot(1:10,main='bty="l"')
par(bty="7")>
plot(1:10,main='bty="7"')
par(bty="c")>
plot(1:10,main='bty="c"')
par(bty="u")>
plot(1:10,main='bty="u"')
par(bty="]")
```

plot(1:10, main='bty="]"')

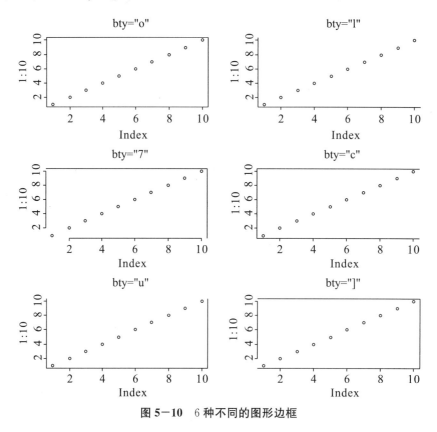

图 5-10 6 种不同的图形边框

（5）cex 是设置绘图文本和符号的参数，用于表示对默认的绘图文本和符号放大多少倍。

cex. axis：表示在当前 cex 设定的情况下，对坐标轴刻度值字体的放大倍数。

cex. lab：表示在当前 cex 设定的情况下，对坐标轴名称字体的放大倍数。

cex. main：表示在当前 cex 设定的情况下，对主标题字体的放大倍数。

cex. sub：表示在当前 cex 设定的情况下，对子标题字体的放大倍数。

（6）col 是设置图中颜色的参数，对图中的坐标轴刻度、坐标轴名称、主标题字体、子标题字体的颜色进行设置。

col. axis：表示对坐标轴刻度值颜色的设置，默认值为 black。

col. lab：表示对坐标轴名称颜色的设置，默认值为 black。

col. main：表示对主标题字体颜色的设置，默认值为 black。

col. sub：表示对子标题字体颜色的设置，默认值为 black。

（7）family 是设置图形中字符的字体类型的参数，该参数可以设置中、英文字体。

（8）font 是设置图形中字符的字体样式的参数，取值为 1、2、3、4，分别代表正常体、粗体、斜体、粗斜体。

（9）las 是设置坐标轴刻度标签样式的参数，取值为 0、1、2、3，分别代表总是平行于坐标轴、总是水平、总是垂直于坐标轴、总是垂直。

下面是设置 las 参数的例子，代码如下：

```
par(mfrow＝c(2,2))
    for(i in 0:3){
    par(las＝i)
    plot(1:10,main＝paste('the las is',i,sep＝':'))
    }
```

运行上述代码，得到的结果如图 5－11 所示。可以看到参数 las 设置不同的值，各个图绘制的坐标轴刻度标签样式不同。

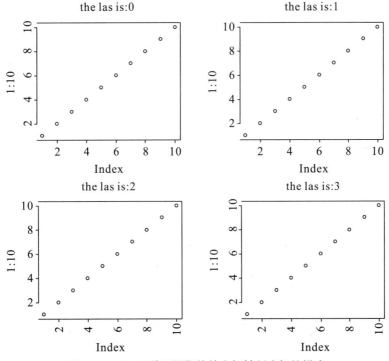

图 5－11　las 四种不同取值的坐标轴刻度标签样式

（10）lty 是设置线条样式的参数，取值为 0、1、2、3、4、5、6，分别代表不划线、实线、虚线、点线、点划线、长划线、点长划线。

（11）lwd 是设置线条宽度的参数，默认值为 1，可以根据用户需求设置。下面是通过设置 lty 和 lwd 参数的例子，代码如下：

```
par(mfrow=c(2,3))
for(i in 1:6){
    par(lty=i,lwd=i)
    plot(1:3,type='l',main = paste('the lty is',i,sep=':'),
        sub=paste('the lwd is',i,sep=':'))}
```

运行上述代码，得到的结果如图 5-12 所示。可以看到参数 lty 和 lwd 设置不同的值，各个图绘制的线条样式和宽度不一样，如图 5-12 所示。

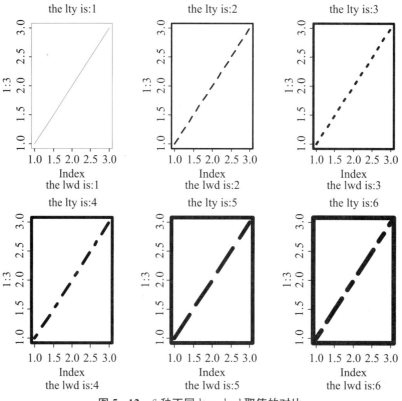

图 5-12　6 种不同 lty、lwd 取值的对比

（12）mar，mai 是设置图形边界宽度的两个参数，绘图参数中表示距离的方式一般有"行"和"英寸"两种度量单位。四个边距的顺序是下、左、上、右。mar 的默认取值为 c(5,4,4,2)+0.1，取值单位是线条的宽度；mai 的取值单位是英寸。

（13）mfrow，mfcol 是设置画布区域的参数，可以设置画布为一页多图。取值为 mfrow=c(nrow,mcol)，其中 n 表示行，m 表示列。mfcol 参数设置和 mfrow 参数设置类似。

（14）mgp 是设置坐标轴与画布边缘之间距离的参数，取值为 mgp=c(x,y,

z)，其中，x 代表坐标轴的标题，y 代表坐标轴的刻度标签，z 代表坐标轴线与图形之间的距离。其默认取值为 mgp=c(3,1,0)。

（15）pch 是图符号设置参数，如果 plot()函数没有 pch 参数，表示数据显示为空心圆点的形状。pch 符号可以使用数字 0～25 来作为 26 个标识。当 pch 取 0～14 时，其点为空心点，可以用 col 参数设置其折线的颜色；当 pch 取 15～25 时，其点是实心点，也可以用 col 参数设置点的边框和折线的颜色。下面是设置 pch 和 col 参数的例子，代码如下：

```
par(mfrow=c(1,3),lwd=1)
x<－c(10,20,30,40,50,60,70,80,90,100)
y<－c(20,30,15,42,35,24,13,10,7,9)
plot(x,y,type="b",lty=1,pch=2)
plot(x,y,type="b",lty=2,pch=3,col=4)
plot(x,y,type="b",lty=25,col=3,pch=8)
```

运行上述代码，得到的结果如图 5-13 所示。可以看到参数 pch 和 col 设置不同的值，各个图绘制的点的形状和折线不一样。

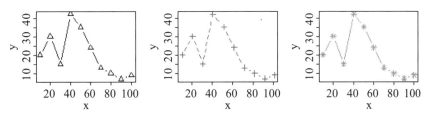

图 5-13　折线样式和 pch 符号设置示例

下面是通过设置 pch 参数规定点的形状的示例代码：

```
par(mex = 0.5, mar = c(0, 0.5, 0, 0))
x <－ c(rep(1:5, 5), 1)
y <－ c(rep(5:1, each = 5), 0) ＋ 1
plot(x,y, pch = 0:25, xlim = c(-1, 6), ylim = c(0, 7),
    col = "red", bg = "blue", cex = 3,
    axes = F, ann = F)
box("figure")
text(x＋0.5, y, labels = 0:25)
```

运行上述代码，得到的结果如图 5-14 所示，可以看到参数 pch 设置不同的值，得到的点形状不同。其中，pch 取值在 21～25 之间时可以分别使用 col 和 bg 参数设置点的边框和内部填充的颜色。另外，mex 参数用于设置图的边距值。

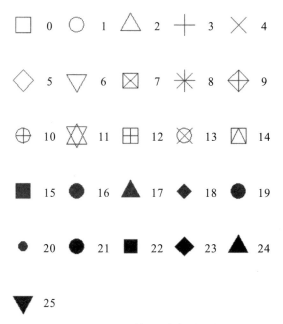

图 5-14 pch 的 26 种类型取值

（16）srt 是设置图形中字符串旋转角度的参数，常规取值范围为 -360° ~ 360°，超过取值范围的角度无实际意义。

（17）tck，tcl 是设置坐标轴刻度线长度的参数，负值表示坐标轴刻度向外，正值表示坐标轴刻度向内。

下面是通过设置 tck，tcl 参数规定坐标轴刻度线长度的示例代码：

```
par(mfrow=c(2,2))
plot(1:10,tck=0.1,main='tck is 0.1')
plot(1:10,tck=-0.1,main='tck is -0.1')
plot(1:10,tcl=0.3,main='tcl is 0.3')
plot(1:10,tcl=-0.3,main='tcl is -0.3')
```

运行上述代码得到的结果如图 5-15 所示。

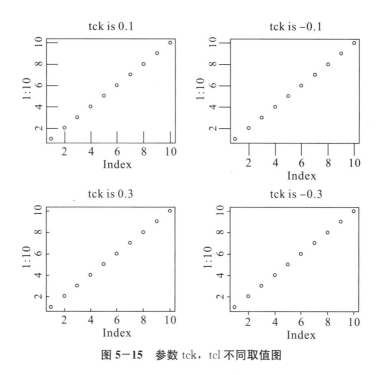

图 5-15　参数 tck，tcl 不同取值图

5.7　plot()函数

plot()函数不是一个特型函数，而是一个泛型函数（generic method）。对于不同的数据，它可以绘制出不同的图形，比如对于连续型数据，可以绘制出散点图，对于分类数据，可以绘制出盒形图。更宽泛的，对于一些统计模型，比如生存分析模型，可以使用 plot()绘制出相应的生存曲线。由于盒形图、直方图有对应的函数进行绘制，本节只介绍最简单的散点图的绘制方法。

plot()函数是运用最广泛、频率最高的函数之一。无论是最开始的数据探索阶段，还是研究结束的数据呈现阶段，都能看到它的"身影"。在帮助文档中查看该函数时会发现，它的参数非常少，因为它的参数和 par()函数的参数是相互通用的。在 5.6 节展示的许多图形，也可以利用 plot()函数来实现，关于 plot()函数的用法在此处不再赘述。

其中 plot()函数的参数 type 需要特别说明，type 参数表示所绘制散点图的类型。下面通过代码展示 9 种常用图形元素样式：

```
par(mfrow = c(3,3))
set.seed(123)
```

```
x <- c(1:5)
y <- runif(5, 0, 10)
x2 <- cbind(x, y)
plot(x2, type = "n", main = "不显示")
plot(x2, type = "p", main = "散点图")
plot(x2, type = "l", main = "折线图")
plot(x2, type = "b", main = "散点＋间断折线")
plot(x2, type = "c", main = "间断折线")
plot(x2, type = "o", main = "散点＋连续折线")
plot(x2, type = "h", main = "垂直于 x 轴")
plot(x2, type = "s", main = "楼梯形状")
plot(x2, type = "S", main = "反楼梯形状")
```

运行上述代码，结果如图 5-16 所示。其中 type = "n"表示不绘制任何图形元素；type = "p"表示绘制散点图；type = "l"表示绘制折线图；type = "b"表示绘制散点＋间断折线图；type = "o"表示绘制散点＋连续折线图，此处线条穿过每一个点，与"b"类型稍有不同；type = "s"表示绘制楼梯形状图。

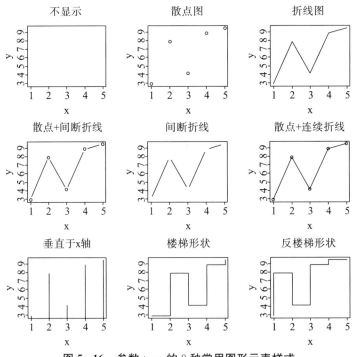

图 5-16 参数 type 的 9 种常用图形元素样式

第6章 R语言高级绘图

本章将在上一章的基础上，继续介绍一些复杂的绘图，主要介绍一个非常流行的 R 语言绘图包——ggplot2 包的一些常用功能和参数设置，另外还要介绍韦恩图和热图的绘制。

6.1 ggplot2 包绘图

ggplot2 是一个用于数据可视化的 R 语言包，它遵循称为图形语法的底层图形，其中包括某些规则和独立组件，可用于表示各种格式的数据。

6.1.1 散点图

散点图类似于线图，可以显示一个变量与另一个变量的关联程度。变量之间的关系称为相关关系，这是统计中常用的方法。

1. 获取数据

要使用 ggplot2 包绘制散点图，需要先安装和加载 ggplot2 包：

```
>library(ggplot2)  ♯加载 ggplot2包
>setwd("F:\rbook \ chapter6")
>health<－read.csv("example6_1.csv", header＝TRUE)
>str(health)
'data.frame':        20 obs. of   11 variables:
$ no         : int   1 2 3 4 5 6 7 8 9 10 ...
$ sex        : chr   "male" "male" "female" "male" ...
$ age        : int   83 64 84 49 44 51 86 53 52 50 ...
$ department : chr   "退休" "退休" "退休" "机关" ...
$ height     : int   150 144 160 164 170 170 163 162 160 174 ...
$ weight     : int   39 49 56 53 73 83 60 53 70 90 ...
$ smoke      : int   0 0 0 0 1 0 0 0 0 0 ...
```

```
$ drink      : int  0 0 0 0 0 0 1 0 0 0 ...
$ exercise   : int  1 1 0 0 0 0 0 0 1 0 ...
$ sbp        : int  142 110 150 70 130 110 130 100 110 120 ...
$ dbp        : int  60 70 80 50 85 80 76 70 80 85 ...
```

2. 绘制散点图

下面的代码使用身高和体重绘制散点图：

>ggplot(data＝health, aes(x＝height, y＝weight)) ＋geom_point()

上述代码运行结果如图 6-1 所示。

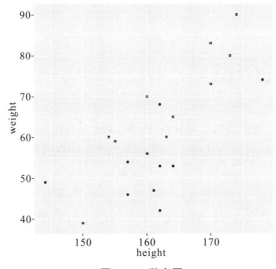

图 6-1　散点图

代码说明：

（1）ggplot()函数是 ggplot2 包中的绘图函数，其中参数 data 设置需绘制图形的数据集，aes 设置需绘制图形的变量。

（2）geom_point()设置用何种对象展示数据，默认值为点，如 geom_point（shape=1），即以空心圆点展示数据。

3. 添加线性回归线

添加线性回归线的代码如下：

ggplot(data＝health, aes(x＝height, y＝weight))＋

　　geom_point(shape＝1) ＋

　　geom_smooth(method＝lm)

上述代码运行结果如图 6-2 所示，灰色阴影部分为 95％置信区间。

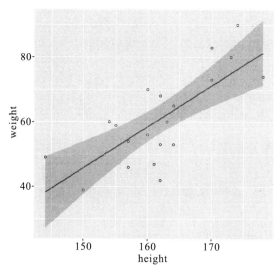

图6-2　添加线性回归线的散点图

代码说明：geom_smooth()函数是为散点图添加一条平滑的曲线（包含直线），它有一个参数 method 用于指定曲线平滑方法，可选"lm""glm""gam""loess""rlm"，默认值为"loess"。

geom_smooth()函数使用默认值绘制散点图的代码如下：

```
ggplot(data＝health, aes(x＝height, y＝weight))＋
    geom_point(shape＝1) ＋
    geom_smooth()
```

上述代码运行结果如图6-3所示。

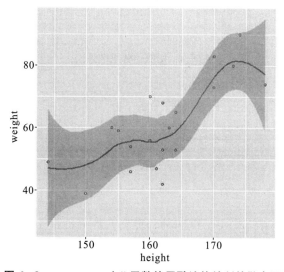

图6-3　geom_smooth()函数使用默认值绘制的散点图

4. 分组散点图

将数据按性别分组绘制分组散点图，代码如下：

ggplot(data＝health，aes(x＝height，y＝weight,color＝sex)) ＋ geom_point()＋

　　　　scale_colour_hue(l＝50) ＋

geom_smooth(method＝lm，se＝FALSE)

上述代码运行结果如图 6－4 所示。

代码说明：参数 color＝sex，设置性别按颜色分组，scale_colour_hue(l＝50)设置颜色，l 表示亮度，如果设置 se＝FALSE，表示绘制线性回归线时，不绘制置信区间。

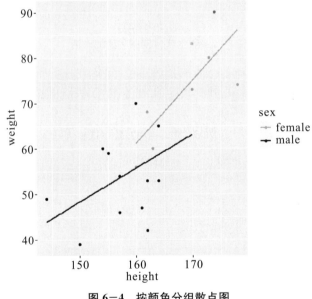

图 6－4　按颜色分组散点图

6.1.2 条形图

条形图以矩形的方式表示分类数据。条形图可以垂直和水平绘制。高度或长度与图形中表示的值成比例。条形图的 x 轴或 y 轴指定了包含在数据集中的某类别字段中的类别类型。

1. 条形图的绘制

如某疾病分为 A、B、C、D 四种，患病人数分别是 15、20、13、31，绘制条形图的代码如下：

```
library(ggplot2)
```

```
x <- c('A','B','C','D')
y <- c(15,20,13,31)
df <- data.frame(x= x, y = y)
ggplot(data = df, mapping = aes(x = x, y = y)) + geom_bar(stat= 'identity', fill =
'yellow', colour = 'red')
```

上述代码运行结果为图 6-5 所示。

代码说明：

（1）对于条形图的 y 轴就是数据框中原本的数值时，必须将 geom_bar()函数中的 stat（统计转换）参数设置为'identity'，即对原始数据集不作任何统计变换，而该参数的默认值为'count'，即观测数量。

（2）fill = 'yellow'，colour = 'red'设置条形图填充颜色为黄色，边框为红色。

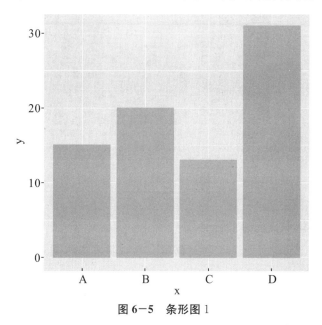

图 6-5　条形图 1

2. 使用明细数据集绘制条形图

使用关节炎数据集的数据绘制条形图，代码如下：

```
>library(vcd)
>data(Arthritis)
>str(Arthritis)
'data.frame':84 obs. of  5 variables:
$ ID       : int   57 46 77 17 36 23 75 39 33 55 ...
$ Treatment: Factor w/ 2 levels "Placebo","Treated": 2 2 2 2 2 2 2 2 2 2 ...
```

$ Sex   : Factor w/ 2 levels "Female","Male": 2 2 2 2 2 2 2 2 2 2 ...
$ Age   : int 27 29 30 32 46 58 59 59 63 63 ...
$ Improved : Ord.factor w/ 3 levels "None"<"Some"<..: 2 1 1 3 3 3 1 3 1 1 ...
＞ggplot(Arthritis, aes(x＝Improved))＋geom_bar(stat＝"count")

上述代码运行结果如图 6-6 所示。

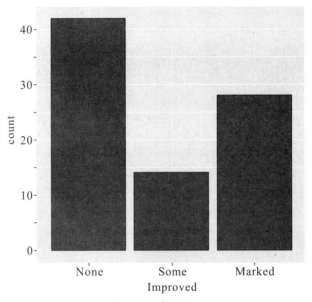

图 6-6　条形图 2

代码说明：

Arthritis 数据集本身是明细数据，而对于统计 Improved 离散变量出现的频次时，geom_bar()函数中 stat（统计转换）参数只能设置为默认，即"count"。

3. 添加图标题和坐标轴标题

为条形图添加图标题和坐标轴标题的代码如下：

```
ggplot(data = Arthritis, aes(x＝Improved))＋
geom_bar(stat = 'count', fill = 'yellow', colour = 'red') +
labs(title = '关节炎治疗效果条形图', x = '病的治疗效果') +
theme(plot.title = element_text(size = 20, colour = "red", hjust = 0.5), axis.title.x =
element_text(size=15, colour = "green", face = "bold"))
```

上述代码运行结果如图 6-7 所示。

代码说明：

（1）labs(title = '关节炎治疗效果条形图', x = '病的治疗效果')，设置图标题和 x 轴标题文字。

(2) plot. title = element_text(size = 20,colour = "red",hjust = 0.5)，设置图标题文字大小为 20，颜色红色，文字居中。

(3) axis. title. x = element _ text (size = 15, colour = "green", face = "bold"))，设置 x 轴标题文字大小为 15，颜色为绿色，字体为粗体。

关节炎治疗效果条形图

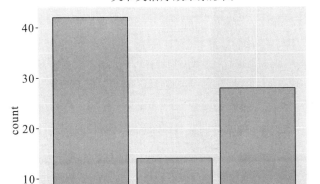

图 6—7 条形图添加图标题和 x 轴标题文字示例

4. 水平分组条形图

水平分组条形图绘制的代码如下：

```
ggplot(data = Arthritis, aes(x = Improved, fill = Sex)) +
    geom_bar(stat = 'count', position = 'dodge')
```

上述代码运行结果如图 6-8 所示。

代码说明：position = 'dodge'设置条形图并排排列。

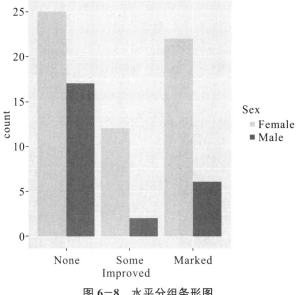

图 6-8　水平分组条形图

5. 叠加条形图

叠加条形图的代码如下：

```
>ggplot(data = Arthritis, aes(x = Improved, fill = Sex)) + geom_bar(stat = "count",
position = 'stack')
```

上述代码运行结果如图 6-9 所示。

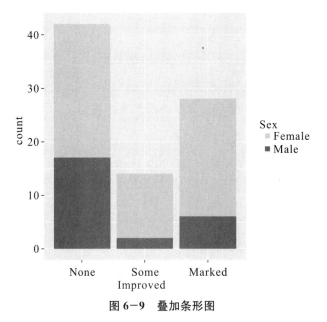

图 6-9　叠加条形图

6.1.3 盒形图

本节使用 ggplot2 包绘制带 P 值和显著性水平的盒形图。

1. 安装和加载 ggpubr 包

ggpubr 是一个基于 ggplot2 的计算工具包。安装和加载 ggpubr 包的代码如下：

>install. packages("ggpubr")

> library(ggpubr)

2. 加载数据

加载数据可以使用 R 语言自带的数据集 ToothGrowth，代码如下：

>data("ToothGrowth")

>str(ToothGrowth)

```
'data. frame':60 obs. of  3 variables:
$ len : num   4. 2 11. 5 7. 3 5. 8 6. 4 10 11. 2 11. 2 5. 2 7 ...
$ supp: Factor w/ 2 levels "OJ","VC": 2 2 2 2 2 2 2 2 2 2 ...
$ dose: num   0. 5 0. 5 0. 5 0. 5 0. 5 0. 5 0. 5 0. 5 0. 5 0. 5 ...
```

3. 盒形图

绘制盒形图的代码如下：

```
p<－ggplot(ToothGrowth, aes(supp, len, fill ＝ supp))＋geom_boxplot()
p
```

上述代码运行结果如图 6－10 所示。

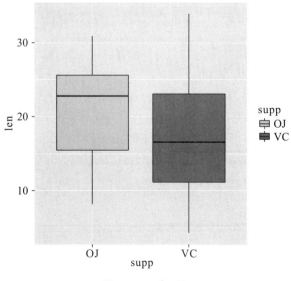

图 6－10 盒形图

4. 添加 P 值和检验方法的盒形图

在绘制盒形图时，添加 P 值和检验方法的代码如下：

```
>p + stat_compare_means()
>p + stat_compare_means(method = "t.test")
```

其中，stat_compare_means()为添加 P 值到盒形图中；stat_compare_means (method = "t.test")为设置检验方法为 t 检验。

上述代码运行结果如图 6−11 所示。

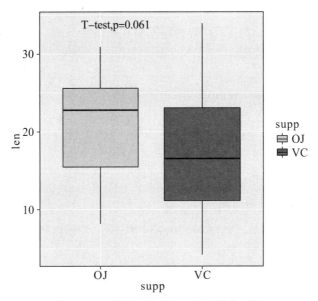

图 6−11   添加了 P 值和 t 检验的盒形图

5. 多组样本的组间比较

多组样本的组间比较的代码如下：

```
my_comparisons <- list( c("0.5", "1"), c("1", "2"), c("0.5", "2") )
p1<-ggplot(ToothGrowth, aes(factor(dose),len,color = dose))+geom_boxplot()+
    labs(x = "Dose", y = "Length of tooth")+
    stat_compare_means(comparisons = my_comparisons)+
    stat_compare_means(label.y = 50)
p1
```

上述代码运行结果如图 6−12 所示。

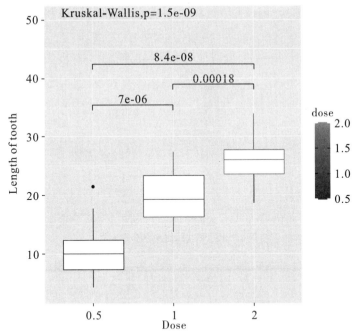

图 6-12 添加多组样本的组间比较结果的盒形图

代码说明：

（1）my_comparisons <- list（c("0.5", "1"），c("1", "2"），c("0.5", "2"）)用于设置对哪些组进行比较。

（2）labs（x = "Dose"，y = "Length of tooth"）为分别设置 x，y 轴标题。

（3）stat_compare_means（comparisons = my_comparisons）为添加两两比较的 P 值，默认两两比较检验为"wilcox. test"检验。

（4）stat_compare_means（method= "t. test"）代码中 method 可以设置检验方法。其中，比较两组可以设置检验方法，如 stat_compare_means（method= "t. test"）表示使用 t 检验，stat_compare_means（）表示使用默认检验方法 wilcox 检验。比较多组也可以设置检验方法，如 stat_compare_means（method = "anova"）表示使用 anova 检验，stat_compare_means（label. y = 50）没有设置 method 参数，表示使用默认的 Kruskall-Wallis 检验方法，label. y = 50 表示将 P 值添加到盒形图中的坐标值（x,y），其中 X 轴的 x 坐标值使用系统默认值，Y 轴的 y 坐标值为 50。

6.1.4 小提琴图

小提琴图用于显示数据分布及其概率密度，因其形状酷似小提琴而得名。小提琴图各部分的含义如图 6-13 所示。

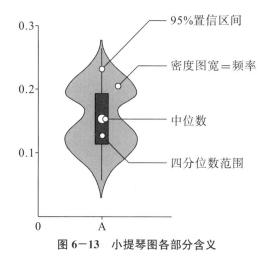

图 6-13　小提琴图各部分含义

仍然以 R 语言自带数据集 ToothGrowth 为例，小提琴图绘制的代码如下：

```
p2 <- ggplot(data=ToothGrowth, aes(supp, len, fill=supp))+geom_violin()+
    labs(x="喂养方法", y="牙长", title="不同喂养方法的牙齿生长情况", fill="喂养
方法")+
    theme(plot.title = element_text(hjust=0.5, size=16),
    axis.title.x=element_text(size=14),
    axis.title.y=element_text(size=14))
    p2
```

上述代码运行结果如图 6-14 所示。

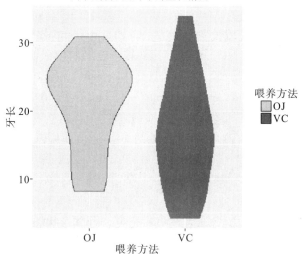

图 6-14　绘制的小提琴图

代码说明：

（1）geom_violin()为绘制小提琴图语句。

（2）labs(x="喂养方法"，y="牙长"，title="不同喂养方法的牙齿生长情况"，fill="喂养方法")为分别设置 x，y 轴和图的标题，fill 修改图例名字。

（3）theme(plot. title = element_text(hjust=0.5,size=16)为设置图标题居中，文字大小为 16。

（4）axis. title. x=element_text(size=14)为设置 x 轴标题文字大小为 14。

6.1.5　直方图和密度图

1. 生成数据框

使用符合正态分布的随机数据生成数据框的代码如下：

```
set. seed(1234)
df <- data. frame(
    sex=factor(rep(c("F", "M"), each=50)),
    weight=round(c(rnorm(50, mean=55, sd=5), rnorm(50, mean=65, sd=5)))
    )
    str(df)
```

上述代码运行结果如下：

```
>str(df)
'data. frame':100 obs. of  2 variables:
$ sex   : Factor w/2 levels "F","M": 1 1 1 1 1 1 1 1 1 1 ...
  $ weight: num   49 56 60 43 57 58 52 52 52 51 ...
```

代码说明：

（1）factor(rep(c("F"，"M")，each=50))分别生成 50 个男女性别数据，并设置为因子。

（2）round(c(rnorm(50, mean=55, sd=5), rnorm(50, mean=65, sd=5)))中，rnorm(50, mean=55, sd=5)为生成均值为 55、方差为 5 的 50 个符合正态分布的数据，round()是将生成的数据四舍五入取整数。

（3）str(df)显示生成的数据框 df 的结果。

2. 绘制直方图

使用生成的数据框绘制直方图的代码如下：

```
p3 <- ggplot(df, aes(x=weight)) +
    geom_histogram(color="black", fill="white",binwidth=2)
p4 <- ggplot(df, aes(x=weight)) +
```

geom_histogram(aes(y=..density..), colour="black", fill="white")+

geom_density(alpha=.2, fill="#FF6666")

ggarrange(p3,p4,nrow = 1)ggarrange(p3,p4,nrow = 1)

上述代码运行结果如图 6-15 所示。注意左图在纵轴上显示计数，右图为用密度绘制的直方图。

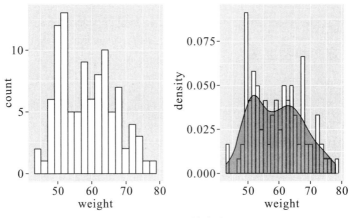

图 6-15 绘制的直方图

代码说明：

(1) geom_histogram(color="black", fill="white",binwidth=2)为设置直方图的矩形边框颜色为黑色，填充颜色为白色，binwidth=2 为设置组距为 2。

(2) geom_histogram(aes(y=..density..), colour="black", fill="white") +geom_density(alpha=.2, fill="#FF6666")用于绘制带透明密度曲线的直方图，alpha 值控制透明度。

(3) ggarrange(p3,p4,nrow = 1)ggarrange(p3,p4,nrow = 1)将直方图 p3，p4 安排在一行上绘制。

3. 按性别分组绘制直方图

使用生成的数据框 df，按性别分组绘制直方图的代码如下：

p5 <-ggplot(df, aes(x=weight, color=sex)) +

geom_histogram(fill="white", alpha=0.5, position="identity")

p5

上述代码运行结果如图 6-16 所示。

代码说明：aes(x=weight，color=sex)为按性别分组绘制直方图。

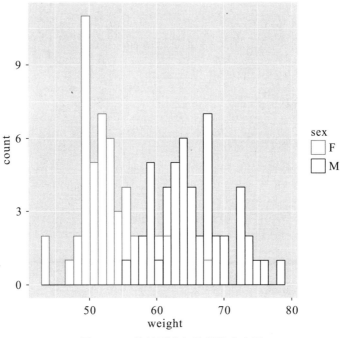

图 6-16　按性别分组绘制的直方图

4. 绘制密度图

使用生成的数据框 df，绘制密度图的代码如下：

```
p6<－ggplot(df, aes(x ＝ weight))
p7<－p6 ＋ geom_density(color ＝ "black", fill ＝ "gray")
#按照性别不同组改变填充颜色,alpha 表示调整透明度
p8<－p6 ＋ geom_density(aes(fill ＝ sex), alpha＝0.4)
ggarrange(p7,p8,nrow ＝ 1)
```

上述代码运行结果如图 6-17 所示，左图为按体重绘制密度图，右图为按体重绘制密度图且按性别分组。

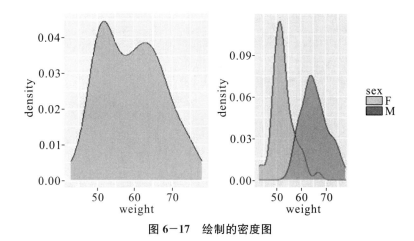

图 6-17　绘制的密度图

代码说明：

（1）geom_density(color = "black"，fill = "gray")为绘制密度图，color 是线条的颜色参数，fill 表示填充颜色。

（2）geom_density(aes(fill = sex)，alpha=0.4)按照性别不同组改变密度图填充颜色，alpha 表示设置密度图透明度。

6.2　其他图形绘制

6.2.1　韦恩图

韦恩图也叫文氏图，是用于显示元素集合重叠区域的图示。

1．绘制简单韦恩图示例

（1）安装和加载绘制韦恩图的包 VennDiagram 的代码如下：

```
>install.packages("VennDiagram")
>library(VennDiagram)
```

（2）读取数据的代码如下：

```
>setwd("F:\rbook \ chapter6 \ venn")
>data1<-read.csv("GeneGroup1.csv",header=TRUE)
>data2<-read.csv("GeneGroup2.csv",header=TRUE)
>data3<-read.csv("GeneGroup3.csv",header=TRUE)
>genelist1<-list(Group1=data1$Name,Group2=data2$Name,Group3=data3$Name)
```

（3）绘制韦恩图的代码如下：

```
>venn. plot = venn. diagram ( genelist1, filename = NULL, fill = rainbow ( length
(genelist1) ) )
>tiff(file="vennPic. tiff", width=450, height=300)
>grid. draw(venn. plot)
>dev. off( )
```

上述代码运行结果如图 6-18 所示。

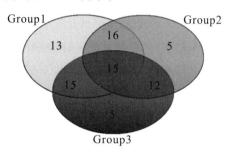

图 6-18　绘制的韦恩图

2. 绘制 4 个不同组合的韦恩图

（1）生成数据的代码如下：

```
A<- sample(1:1000, 400, replace = FALSE)
B<- sample(1:1000, 600, replace = FALSE)
C<- sample(1:1000, 350, replace = FALSE)
D<- sample(1:1000, 550, replace = FALSE)
```

使用 sample()函数生成 4 个集合，每个集合的数据均由 sample()函数随机抽样产生。

代码说明：函数 sample(x, size, replace = FALSE, …)为随机抽样函数，其中 x 为向量，表示抽样的总体，或者为一个正整数，表示样本总体为 1~n；size 为样本容量，即要抽取的样本个数，是一个非负整数；replace 表示是否为有放回的抽样，是一个逻辑值，默认为 FALSE，即默认为无放回抽样。

（2）使用 venn. diagram 功能绘图的代码如下：

```
venn. diagram(x= list(A = A, D = D, B = B, C = C), filename = "vennpic4. png",
height =600, width = 600, resolution =300, imagetype="png", col="transparent", fill
=c("cornflowerblue","green","yellow","darkorchid1"), alpha = 0. 50, cex=0. 45, cat.
cex=0. 45)
```

上述代码运行结果如图 6-19 所示。

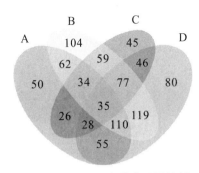

图 6-19　4 个不同组合的韦恩图绘制示例

代码说明：venn. diagram()函数中，参数 x 是一个列表；filename 用于设定文件名；height 和 width 分别设置图片的高度及宽度为 600 像素；resolution 设置图片分辨率；imagetype 设置图像类型；col 设置填充颜色为透明；fill 设置填充颜色；alpha 设置透明度。

6.2.2　热图

热图是一个以颜色变化来显示数据的矩阵。

（1）安装加载 pheatmap 包的代码如下：

```
>install. packages("pheatmap")
>library(pheatmap)
```

（2）读入数据的代码如下：

```
>setwd("F:\rbook \ chapter6 \ venn")
>data1<-read. csv("heatmap.csv", header=TRUE)
>df<-data. frame(Sham=data1$Sham, SCI=data1$SCI, BMSC=data1$BMSC, HSC_BMSC=data1$HSC_BMSC)
>row. names(df)<-data1$X
>df
```

上述代码运行后生成了一个数据框：

	Sham	SCI	BMSC	HSC_BMSC
IL-1 R6/IL-1 R rp2	0.102605609	0.43052078	0.016949197	0.187762247
IL-2	0.037116654	0.43272821	0.014096153	0.218050300
IL-3	0.002342237	0.35937225	0.063770827	0.293052231
Leptin(OB)	0.011430118	0.04776182	0.208182426	0.000211085
LIX	0.016239512	0.05917787	0.147983188	0.023487013
L-Selectin/CD62L	0.029012513	0.09787384	0.209783301	0.022575746
MCP-1	0.037678791	0.14511949	0.291206019	0.068679692

NGFR	0.199886532	0.51357955	0.007232996	0.113748809
Orexin A	0.102605609	0.53209563	0.004744507	0.131433573
Osteopotin/SPP1	0.125169162	0.52038306	0.034875827	0.174433032
TGF－beta2	0.000405988	0.04535670	0.169777278	0.014312560
TGF－beta3	0.002076784	0.02066311	0.110164499	0.001740160
BDNF	0.107633612	0.01156980	0.219768956	0.066548253
Fractalkine	0.026998189	0.01100971	0.114364815	0.011393415
GFR alpha－1	0.053699694	0.01389255	0.126617055	0.024073931

代码说明：row.names(df)为数据框 df 赋值行名。

（3）绘制热图的代码如下：

```
>pheatmap(df, filename = "heatmap.tiff", main = "Pheatmap of Sham, SCI, BMSC and HSC_BMSC")
```

上述代码运行结果如图 6－20 所示。

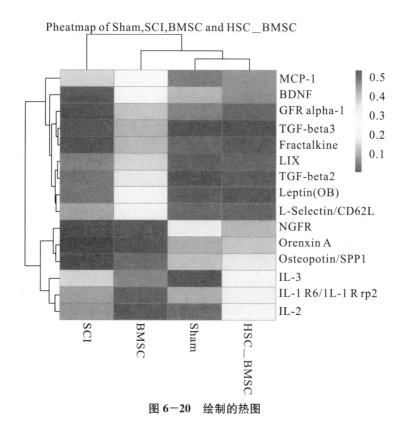

图 6－20　绘制的热图

第7章 探索性数据分析

探索性数据分析又称描述性统计分析，在临床上，常指对通过观察、调查等手段得到的一些初步数据进行分析，以期得到数据的一些结构和规律。

7.1 常用描述统计量

7.1.1 定量资料集中趋势指标

一般用平均值、中位数和众数等来表示数据的集中程度。

1. 平均值

平均值是衡量数据中心位置的重要指标。

【例 7.1】某研究者测得 10 名健康女童体重（单位：kg）分别为 30.2，26.6，32.1，28.9，43.6，33.9，42.8，38.5，32.4，求她们体重的平均值。

可以用下面的代码实现：

```
>x<-c(30.2,26.6,32.1,28.9,43.6,33.9,42.8,38.5,32.4)
>mean(x)
 [1] 34.33333
```

2. 中位数

中位数也是一种反映数据中心位置的指标，如［例 7.1］中，求中位数的代码如下：

```
>median(x)
 [1] 32.4
```

3. 众数

众数为数据中出现频率最高的数据，可在一定程度上反映全部数据的一般水平或集中程度。

【例 7.2】求数据 88，76，88，45，34，45，88，67，76 的众数。

可以用下面的代码实现：

```
>y<-c(88,76,88,45,34,45,88,67,76)
>as.numeric(names(table(y))[table(y)==max(table(y))])
```

运行上述代码，结果为：

```
[1] 88
```

运行代码，得到该组数据的众数为 88。

在 R 语言中无现成的函数求众数，可先使用 table(y)求出各个数出现的频率：

```
>table(y)
y
34  45  67  76  88
1   2   1   2   3
> max(table(y))
[1] 3
```

即使用 max(table(y))求出 y 向量中各个数出现频率最高的频率数为 3。

```
> table(y)==max(table(y))
```

运行该代码，结果如下：

```
y
   34      45      67      76      88
FALSE   FALSE   FALSE   FALSE   TRUE
```

运行结果表明，使用 table(y)==max(table(y))可以筛选出现次数最多的观测，即 88 是向量 **y** 中出现次数最多的观测。

```
>names(table(y))
[1] "34" "45" "67" "76" "88"
```

即 names(table(y))返回的是字符型变量。

```
> as.numeric(table(y))
[1] 1 2 1 2 3
```

即使用 as.numeric(table(y))将 table(y)强制转化为数值型数据。

7.1.2　定量资料的离散趋势指标

在描述性统计中，常使用样本方差、样本标准差、样本极差、变异系数和样本分位数等来刻画数据的离散程度。

1. 样本方差、样本标准差和变异系数

【例 7.3】某研究者测量的男婴出生体重（单位：kg）如下：3.0，3.1，3.2，3.1，3.2，3.6，3.7，3.6，求其样本方差、样本标准差和变异系数。

求样本方差、样本标准差和变异系数的代码如下：

```
>weight<-c(3.0,3.1,3.2,3.1,3.2,3.6,3.7,3.6)
>var(weight)        #求样本方差
[1] 0.07553571
>sd(weight)         #求样本标准差
[1] 0.2748376
>sd(weight)/mean(weight)    #求变异系数
  [1] 0.08296985
```

2. 样本极差和样本分位数

如例 [7.3] 中，求样本极差的代码如下：

```
>range(weight)
[1] 3.0 3.7
```

运行代码的结果表明：range() 函数给出样本的最小值和最大值。

样本分位数可以使用 quantile() 来求解，调用格式为：

quantile(x, probs = seq(0, 1, 0.25), na.rm = FALSE, ...)

其中，probs 为概率 p 的取值，若 probs 缺损，则给出五个分位数，如：

```
>quantile(weight,0.35)
 35%
 3.145
>quantile(weight)
 0%   25%   50%   75%   100%
 3.0   3.1   3.2   3.6   3.7
```

也可以用 summary() 函数得到五个分位数的均值，如：

```
>summary(weight)
 Min.    1st Qu.   Median    Mean   3rd Qu.   Max.
 3.000   3.100    3.200    3.312   3.600    3.700
```

7.1.3 数据分布形状的描述

假设样本的分布属于正态分布，常用偏度和峰度两个指标来检查样本是否符合正态分布。

　　样本偏度系数：用来描述统计数据分布的偏斜方向和程度，对于对称的数据，偏度系数接近于 0，左偏的数据偏度系数为负，右偏的数据偏度系数为正。

　　样本峰度系数：用来表征概率密度分布曲线在水平值处峰值高低的特征数，当数据来自正态分布时，其峰度系数接近于 0，当分布较正态分布的尾部更加分散时，其峰度系数为负，此时两侧极端数据较多；否则峰度系数为正，两侧极端数据较少。

　　可以使用 timeDate 包中的函数 skewness() 和 kurtosis() 来求解数据的偏度和峰度。

　　示例代码如下：

```
>library(timeDate)
>x<-c(30.2,26.6,32.1,28.9,43.6,33.9,42.8,38.5,32.4)
>skewness(x)
[1] 0.3879836
attr(,"method")
[1] "moment"
>skewness(x,method="fisher")
[1] 1.262067
attr(,"method")
[1] "fisher"
>skewness(x,method="fisher")
[1] 1.262067
attr(,"method")
[1] "fisher"
>?skewness
>kurtosis(x)
[1] -1.514897
attr(,"method")
[1] "excess"
>kurtosis(x,method="fisher")
[1] -2.452868
attr(,"method")
[1] "fisher"
```

其中，method 可以为"moment"或"fisher"，"moment"是基于偏态分布的定义，"fisher"对应于通常的"无偏"样本方差的定义，尽管在偏态的情况下精确无偏是不可能的。

7.1.4 数据框中的数据的描述性统计分析

1. 使用 summary()函数进行描述性统计分析

summary()函数可以提供最小值、最大值、四分位数和数值型变量的均值，以及因子向量和逻辑型向量的频数统计。

【例7.4】读取 example7_4.csv 文件中的体检数据，对这些数据进行描述性统计分析。

先读取文件中的数据，代码如下：

```
>setwd("F:\Rbookdata")
>health<－read.csv("example7_4.csv", header＝TRUE)
>str(health)
'data. frame':20 obs. of  11 variables:
$ no         : int   1 2 3 4 5 6 7 8 9 10 ...
$ sex        : chr   "male" "male" "female" "male" ...
$ age        : int   83 64 84 49 44 51 86 53 52 50 ...
$ department : chr   "退休" "退休" "退休" "机关" ...
$ height     : int   150 144 160 164 170 170 163 162 160 174 ...
$ weight     : int   39 49 56 53 73 83 60 53 70 90 ...
$ smoke      : int   0 0 0 0 1 0 0 0 0 0 ...
$ drink      : int   0 0 0 0 0 0 1 0 0 0 ...
$ exercise   : int   1 1 0 0 0 0 0 0 1 0 ...
$ sbp        : int   142 110 150 70 130 110 130 100 110 120 ...
$ dbp        : int   60 70 80 50 85 80 76 70 80 85 ...
```

使用 summary()函数可以获取描述性统计量，代码如下：

```
>health. vars<－data. frame(sex＝health$sex, age＝health$age, sbp＝health$sbp)
>health. vars$sex＝as. factor(health. vars$sex)
>summary(health. vars)
      sex          age            sbp
female: 7   Min.   :29.00   Min.    : 70.0
male  :13   1st Qu. :41.25   1st Qu. :110.0
            Median :49.00   Median :110.0
            Mean   :51.25   Mean    :114.5
            3rd Qu. :52.25   3rd Qu. :121.2
            Max.   :86.00   Max.    :150.0
```

2. 使用 psych 包中的 describe()函数进行描述性统计分析

psych 包拥有一个名为 describe()的函数，它可以计算非缺失值的数量、平均数、标准差、中位数、截尾均值、绝对中位差、最小值、最大值、值域、偏度、峰度和平均值的标准误，代码如下：

```
>library(psych)
>health.vars1<-data.frame(age=health$age,sbp=health$sbp,dbp=health$dbp)
>describe(health.vars1)
```

	vars	n	mean	sd	median	trimmed	mad	min	max	range	skew	kurtosis	se
age	1	20	51.25	16.44	49	49.62	8.90	29	86	57	0.92	-0.13	3.68
sbp	2	20	114.45	16.95	110	114.19	14.83	70	150	80	-0.23	0.84	3.79
dbp	3	20	76.90	9.36	80	78.31	7.41	50	90	40	-1.26	1.30	2.09

此外，还可以使用 Hmisc、pastecs 包中相关函数来进行描述性统计分析。

3. 按分类变量统计

aggregate()函数和 tapply()函数可以用来计算某个分类变量中各个类别下的统计量。

如下代码可求分类变量的平均值和标准差：

```
>aggregate(health.vars1,by=list(sex=health$sex),mean)
```

	sex	age	sbp	dbp
1	female	55.71429	122.8571	82.28571
2	male	48.84615	109.9231	74.00000

```
>aggregate(health.vars1,by=list(sex=health$sex),sd)
```

	sex	age	sbp	dbp
1	female	21.34412	13.80131	4.644505
2	male	13.49596	17.20689	10.091250

另外，还可以设置多个分类变量，如：

```
>aggregate(health.vars1,by=list(sex=health$sex,department=health$department),mean)
```

	sex	department	age	sbp	dbp
1	female	后勤	38.50000	115.0000	85.000
2	female	机关	46.50000	115.0000	82.500
3	male	机关	46.50000	100.0000	67.500
4	female	教师	50.00000	120.0000	85.000
5	male	教师	42.87500	108.3750	77.125
6	female	退休	85.00000	140.0000	78.000
7	male	退休	66.33333	120.6667	70.000

分类变量 sex 有两类，包括 female 和 male，department 有四类，包括后勤、机关、教师和退休，使用 sex 和 department 分类，应该有八组分类，包括

female 后勤、female 机关、female 教师、female 退休、male 后勤、male 机关、male 教师和 male 退休，但原始数据中工作部门为后勤的男士人数为 0，因此，代码运行结果显示，共有 7 组数据。

使用 tapply() 函数可以实现类似的功能，代码如下：

```
>tapply(health$age, INDEX＝health$sex, mean)
    female      male
    55.71429    48.84615
```

7.2 分类变量的列联表统计

本节将讲解分类变量的频率表和列联表。

7.2.1 一维频数表

如果只求一个变量的不同分类的频数，可以使用 table() 函数创建一个一维频数表。仍然用 [例 7.4] 中的数据进行统计，代码如下：

```
>tb1<－with(health, table(department))
>tb1
department
后勤  机关  教师  退休
 2    4    9    5
```

也可以用 prop.table() 将这些频率转换成比例：

```
>prop.table(tb1)
department
后勤   机关   教师   退休
0.10   0.20   0.45   0.25
```

或使用 prop.table()*100，将这些频率转换成百分比：

```
>prop.table(tb1)*100
department
后勤  机关  教师  退休
10    20    45    25
```

7.2.2 二维列联表

二维列联表是按两个变量交叉分类进行统计的频数表，可以使用 table() 函数创建一个二维频数表。仍然用［例 7.4］中的数据进行统计，代码如下：

```
>tb2<－with(health, table(sex,department))
>tb2
         department
sex      后勤  机关  教师  退休
female    2     2     1     2
male      0     2     8     3
```

也可以用 prop.table() 函数将这些频率转换成比例：

```
>prop.table(tb2,margin = 1)
         department
sex      后勤         机关         教师         退休
female   0.2857143   0.2857143   0.1428571   0.2857143
male     0.0000000   0.1538462   0.6153846   0.2307692
>prop.table(tb2,margin = 2)
         department
sex      后勤         机关         教师         退休
female   1.0000000   0.5000000   0.1111111   0.4000000
male     0.0000000   0.5000000   0.8888889   0.6000000
```

其中，prop.table() 函数中的参数 margin=1 或 2，是设置按行或列统计。

可以使用 xtabs() 函数创建一个列联表，代码如下：

```
>tb3 <－ xtabs(~ sex ＋smoke, data＝health)
>tb3
         smoke
sex       0   1
female    6   1
male     11   2
```

可以分别使用 margin.table() 函数和 prop.table() 函数生成边际频率和比例，如：

```
>tb2
         department
sex      后勤  机关  教师  退休
female    2     2     1     2
male      0     2     8     3
>margin.table(tb2, 1)   ♯按行统计
sex
```

female   male
  7   13
＞margin.table(tb2, 2)   #按列统计
department
后勤 机关 教师 退休
 2   4   9   5

也可以使用 addmargins()函数生成边际频数：

＞addmargins(tb2)
         department
sex   后勤 机关 教师 退休 Sum
female   2   2   1   2   7
male   0   2   8   3   13
Sum   2   4   9   5   20

创建二维列联表，可以使用 gmodels 包中的 CrossTable()函数，代码如下：

＞library(gmodels)
＞CrossTable(health$sex, health$department)

上述代码运行结果如图 7-1 所示。

```
          Cell Contents
|-------------------------|
|                       N |
|     Chi-square contribution |
|           N / Row Total |
|           N / Col Total |
|         N / Table Total |
|-------------------------|


Total Observations in Table:  20


              | health$department
  health$sex  |     后勤 |     机关 |     教师 |     退休 | Row Total |
--------------|----------|----------|----------|----------|-----------|
      female  |        2 |        2 |        1 |        2 |         7 |
              |    2.414 |    0.257 |    1.467 |    0.036 |           |
              |    0.286 |    0.286 |    0.143 |    0.286 |     0.350 |
              |    1.000 |    0.500 |    0.111 |    0.400 |           |
              |    0.100 |    0.100 |    0.050 |    0.100 |           |
--------------|----------|----------|----------|----------|-----------|
        male  |        0 |        2 |        8 |        3 |        13 |
              |    1.300 |    0.138 |    0.790 |    0.019 |           |
              |    0.000 |    0.154 |    0.615 |    0.231 |     0.650 |
              |    0.000 |    0.500 |    0.889 |    0.600 |           |
              |    0.000 |    0.100 |    0.400 |    0.150 |           |
--------------|----------|----------|----------|----------|-----------|
Column Total  |        2 |        4 |        9 |        5 |        20 |
              |    0.100 |    0.200 |    0.450 |    0.250 |           |
--------------|----------|----------|----------|----------|-----------|
```

图 7-1　运行结果

7.2.3　多维列联表

table()函数和 xtabs()函数都可以用于基于三个或更多类别变量生成多维

表。margin. table()函数、prop. table()函数和 addmargin()函数可以很自然地扩展到两个以上的维度，如：

>tb4 <- xtabs(~ sex+department+smoke, data=health)
>tb4
, , smoke = 0

	department			
sex	后勤	机关	教师	退休
female	1	2	1	2
male	0	1	7	3

, , smoke = 1

	department			
sex	后勤	机关	教师	退休
female	1	0	0	0
male	0	1	1	0

使用 ftable()函数还可以将三维列联表转换为一种紧凑的形式输出，如：

>ftable(tb4)

sex	department	smoke 0	1
female	后勤	1	1
	机关	2	0
	教师	1	0
	退休	2	0
male	后勤	0	0
	机关	1	1
	教师	7	1
	退休	3	0

第8章　常见统计分析

本章将介绍用 R 语言实现一些常见的统计分析方法，包括总体均数的估计、假设检验、t 检验、方差分析、卡方检验和非参数检验。

8.1　总体均数的估计

参数估计是指用样本指标（统计量）估计相应总体指标（参数）值的方法。参数估计有点估计（point estimation）和区间估计（interval estimation）两种方法。

点估计是直接用样本均数作为总体均数的估计值，计算简便，但由于存在抽样误差，通过样本均数不可能准确地估计出总体均数的大小，也无法确知总体均数的可靠程度。

区间估计是按一定的概率（$1-\alpha$）估计包含总体均数可能的范围，该范围亦称总体均数的置信区间（confidence interval，CI）。其中，$1-\alpha$ 称为置信水平，常取 $1-\alpha$ 为 0.95 和 0.99，即总体均数的 95% 置信区间和 99% 置信区间。如 $\alpha=0.05$，$1-\alpha=95\%$ 的置信区间的含义是：总体均数被包含在该区间内的可能性是 95%，没有被包含在该区间的可能性是 5%。单个总体均数的置信区间的计算公式见表 8−1。

表 8−1　单个总体均数的置信区间的计算公式

条件	置信水平为 $1-\alpha$ 的双侧置信区间计算公式
如果 σ 已知或 σ 未知，但 n 较大（如 $n \geqslant 100$），按 u 分布的计算公式求置信水平为 $1-\alpha$ 的双侧置信区间	$\overline{X} \pm \dfrac{u_{a/2}\sigma}{\sqrt{n}}$
如果 σ^2 未知且 n 较小（如 $n<100$），按 t 分布的计算公式求置信水平为 $1-\alpha$ 的双侧置信区间	$\overline{X} \pm t_{a/2,\,v} \dfrac{S}{\sqrt{n}}$

【例 8.1】 血生化实验的总蛋白值 X 服从正态分布 $N(\mu,\sigma^2)$，其中 $\sigma=0.3$。某天从实验室随机抽取 10 个总蛋白值（单位：g/L），分别为 72.1，71.2，78.4，77.9，69.9，72.9，74.4，78.1，78.2，71.4。若取 $\alpha=0.05$，求总蛋白的平均值 μ 的 $1-\alpha$ 的双侧置信区间。

对于本例求解，可以编写 R 函数，计算方差已知时的正态总体均值的置信区间，代码如下：

```
CI<-function(x,sigma,alpha){
    n<-length(x)
    xbar<-mean(x)
    q<-qnorm(1-alpha/2,mean=0,sd=1)
    interval<-c(xbar-sigma*q/sqrt(n),xbar+sigma*q/sqrt(n))
    data.frame(mean=xbar,low_limit=interval[1],up_limit=interval[2])
}
```

利用以上函数可以求解［例 8.1］中未知参数 μ 的 95% 置信区间，代码如下：

```
>x<-c(72.1,71.2,78.4,77.9,69.9,72.9,74.4,78.1,78.2,71.4)
>CI_value<-CI(x,0.3,0.05)
>CI_value
```

运行上述代码，结果如下：

```
mean low_limit up_limit
1 74.45   74.26406   74.63594
```

运行结果表明：样本均值 $\bar{x}=74.45$，μ 的 0.95 的双侧置信区间为 (74.26，74.64)。需要注意的地方是：qnorm(p, mean=0, sd=1, lower.tail=TRUE, log.p=FALSE) 的返回值是给定 P 值后的下分位点，如：

```
>q<-qnorm(1-0.05/2,mean=0,sd=1)
>q
```

运行上述代码，结果如下：

```
[1] 1.959964
```

运行结果表明：q$\approx$1.96，与查表可知的标准正态分布分位点 $u_{\alpha/2}=u_{0.025}=1.96$ 相同。

【例 8.2】 某天随机抽取 10 个观察对象，其血红蛋白含量（单位：g/L）为 110，124，131，152，146，137，103，144，139，118。若取 $\alpha=0.05$，求血红

蛋白含量的平均值 μ 的 $1-\alpha$ 的双侧置信区间。

对于本例求解，可以利用 R 的 t.test()函数。其调用格式为：

t.test(x, y = NULL, alternative = c("two.sided", "less", "greater"), mu = 0, paired = FALSE, var.equal = FALSE, conf.level = 0.95, ...)

其中，x 和 y 为两正态样本，若 y＝NULL，则为单样本问题；alternative ="two.sided" 表示双侧置信区间，alternative ="less" 表示单侧置信上限，alternative ="greater"表示单侧置信下限；paired = TRUE 表示成对样本问题，paired = FALSE 表示不是成对样本问题；var.equal = TRUE 表示双样本中的等方差假设，var.equal = FALSE 表示双样本中不满足等方差假设；conf.level 表示置信水平。

［例 8.2］的求解代码如下：

```
>x<−c(110,124,131,152,146,137,103,144,139,118)
>t.test(x)
```

运行上述代码，结果如下：

```
One Sample t−test
data:   x
t = 21.704, df = 9, p−value = 4.409e−09
alternative hypothesis: true mean is not equal to 0
95 percent confidence interval:
    118.7807 142.0193
sample estimates:
mean of x
    130.4
```

运行结果表明：样本均值 $\bar{x} = 130.4$，μ 的 0.95 的双侧置信区间为 $(118.7807, 142.0193)$。

工作中，常常需要估计两个总体均数之差（$\mu_1-\mu_2$）的大小，如正常成年男、女的收缩压平均相差多少？糖尿病患者经某药物治疗后，实验组与对照组的总体血糖值平均降低相差多少？这些问题可以用两个样本的均数之差（$\bar{x}_1-\bar{x}_2$）作为两个总体均数之差（$\mu_1-\mu_2$）的点估计，但点估计没有考虑抽样误差的大小，还需要估计两个总体均数之差的置信区间。

【例 8.3】某地抽查了部分健康成年人的收缩压结果（单位：mmHg），假设其服从正态分布，试估计该地健康成年男、女红细胞数的 95％置信区间，男、女收缩压差值的 95％置信区间。数据如下：

男：150，110，130，120，120，120，110，114，150，120，118，120

女：100，140，120，150，115，100，120，135，120，100，100，110

在无等方差假设的条件下，试估计男、女收缩压的总体均数之差的 95％ 置信区间。

求解本例，可以直接调用 R 自带的 t.test() 函数，代码如下：

```
>x<-c(150,110,130,120,120,120,110,114,150,120,118,120)
>y<-c(100,140,120,150,115,100,120,135,120,100,100,110)
>t.test(x,y)
```

运行上述代码，结果如下：

Welch Two Sample t-test

data:　x and y

t = 0.95891, df = 20.906, p-value = 0.3486

alternative hypothesis: true difference in means is not equal to 0

95 percent confidence interval:

-7.015937 19.015937

sample estimates:

mean of x mean of y

　　123.5　　　117.5

运行结果表明：在无等方差假设的条件下，男、女收缩压的总体均数之差的 95％ 置信区间为（-7.02,19.02）。

8.2　假设检验

假设检验（hypothesis testing）也称显著性检验（significance test），是统计推断的一项重要内容。

大多数的科学研究是用获得的样本统计量去推断总体参数情况。但实际上，由于样本数据存在抽样误差，不能简单地以样本统计量的数值大小直接断定总体参数。因此，需要进行假设检验，以判断样本统计量所代表的总体参数之间有无差别或者总体分布是否相同。

假设检验是先对总体的特征（如总体的参数或分布）提出两种对立的假设（H_0，H_1），然后在 H_0 成立的条件下计算检验统计量，获得 P 值，并与预先规定的概率值 α（检验水准）相比较来判断 H_0 是否成立的统计推断过程，即运用"小概率原理"推断假设是否成立。

8.2.1 假设检验的步骤

1. 建立检验假设，确定检验水准

（1）建立假设：假设需根据研究目的对总体的特征来提出。

检验假设：无效假设，假设差异完全由抽样误差造成，用 H_0 表示。

备择假设：对立假设，在内容上是与无效假设相对立的，差异不是由抽样误差造成的，用 H_1 表示。

假设检验是针对 H_0 进行的。

（2）确定双侧检验或单侧检验。

备择假设有双侧检验和单侧检验两种情况。双侧检验是指无论正方向还是负方向的误差，显著地超出界值都必须拒绝 H_1；也就是说，不能确定 H_1 的方向，则假设检验的方向是双侧的，称为双侧检验。

H_1 能肯定方向，仅在正方向或负方向某一个方向的误差超出界值时拒绝 H_1，则假设检验的方向是单侧的，称为单侧检验。

需要注意的是，无论是选择双侧检验还是单侧检验，都需要根据专业知识或研究目的而定。

（3）选定检验水准。

检验水准也称显著性水平（significance level），常用符号 α 表示。α 是事先确定的，用以作为判断多小的概率可以认为是小概率的水准，故称为检验水准。至于多小的概率为小概率，须视具体情况而定，一般 α 取 0.05 或 0.01。

无论是检验水准 α 的确定，还是选择单侧检验、双侧检验，都应结合专业知识和研究目的，在设计实验时就确定下来，不能等到样本结果计算完后再根据主观愿望选定。

2. 选择检验方法，计算检验统计量

假设检验的方法应针对不同研究目的、设计及资料类型来选定。

（1）检验统计量是指建立在无效假设 H_0 基础上的，用于确定 P 值，以此来抉择是否拒绝 H_0 而选定的样本函数。

（2）常用的假设检验方法有 t 检验、z 检验、F 检验、χ^2 检验等。

3. 确定 P 值，作出推断结论

统计推断的结论，由 P 值与检验水准 α 比较给出：

（1）当 $P \leqslant \alpha$ 时，统计学结论为按所取 α 检验水准拒绝 H_0，接受 H_1，称"差异有统计学意义"。

（2）当 $P > \alpha$ 时，没有理由怀疑 H_0 的真实性，统计学结论为按所取 α 检验水准不拒绝 H_0，称"差异无统计学意义"。此时不提及备选假设 H_1。

【例 8.4】一般健康成年男子血红蛋白的平均值为 140 g/L，某研究者随机抽取 100 名某地区健康成年男性进行检查，可否根据测得的数据认为某地区成年男性居民的血红蛋白平均水平不同于一般健康成年男子？

本例数据参见电子文件

example84. csv

要求解本例：

（1）建立检验假设，确定检验水准。

根据题意建立假设：

H_0：$\mu=140$，检验水准 $\alpha=0.05$。

H_1：$\mu\neq140$，检验水准 $\alpha=0.05$。

（2）选择检验方法，计算检验统计量。

由于 σ 未知，故采用 t 检验，使用下面代码进行计算：

```
>setwd("F:\Rbookdata")
>data1<−read.csv("example84. csv")
>data1$Hb
```

运行上述代码，结果如下：

[1] 195 179 180 175 168 167 175 171 173 175 175 166 156 163 164 162 169 170 160 160 168 170 165

[24] 171 160 163 163 165 156 167 161 159 155 155 163 156 155 156 162 161 154 157 154 148 154 156

[47] 162 150 150 154 146 149 152 143 147 150 148 158 149 145 149 150 147 145 144 149 147 143 146

[70] 152 142 144 141 142 137 146 148 151 141 141 135 151 128 138 146 142 137 142 135 139 140 137

[93] 139 134 139 137 139 140 139 150 144 100

```
>t. test(data1$Hb, mu=140, alternative="two. sided", conf. level=0. 95)
```

运行上述代码，结果如下：

```
One Sample t−test

data:   data1$Hb
t = 9. 6391, df = 101, p−value = 5. 6e−16
alternative hypothesis: true mean is not equal to 140
95 percent confidence interval:
150. 2467 155. 5572
sample estimates:
```

mean of x
    152.902

（3）确定 P 值，作出推断的结论。

代码运行结果为 p-value = 5.6e-16，表示 $P = 5.6 \times 10^{-16}$，小于 0.05，于是结论是拒绝 H_0，接受 H_1，认为某地区成年男性的血红蛋白平均水平不等于 140 g/L。

8.2.2 假设检验的两类错误

小概率事件在一次试验中几乎是不可能发生的，但几乎不可能发生不等于不发生，因而假设检验所作出的结论有可能是错误的。表8-2给出了可能出现的两类错误。

表8-2　假设检验的两类错误

类型	含义	犯错误的概率
第一类错误	H_0 为真，拒绝了 H_0，即弃真的错误	P〔拒绝 $H_0 \mid H_0$ 为真〕
第二类错误	H_0 为假，接受了 H_0，即取伪的错误	P〔接受 $H_0 \mid H_0$ 不真〕

8.2.3 检验效能

如果两个总体参数间确实存在差异，使用假设检验来发现这种差异的能力，被称为检验效能（power of test），记为 $1 - \beta$。一般情况下，检验效能要求在 0.8 以上。

8.3 t检验

t检验的应用条件：当样本含量较小时，理论上要求样本为来自正态分布总体的随机样本；当对两个小样本均数进行比较时，要求两个小样本各自所代表的总体方差相等（也称为方差齐性，即 $\sigma_1^2 = \sigma_2^2$）。

8.3.1 单样本t检验（样本均数与总体均数比较t检验）

单样本t检验：用于样本均数与其代表的总体均数进行比较的t检验。

1. 单样本t检验的基本原理

单样本t检验是将单样本均数代表的未知总体均数 μ 与已知总体均数 μ_0（一般为标准值、理论值或经过大量观察得到的稳定值等）进行比较，推断该总体均

数 μ 与已知总体均数 μ_0 之间的差异是否有统计学意义。

2.　单样本 t 检验的假设检验步骤

（1）单样本正态性检验。

（2）单样本 t 检验：

①建立假设检验，确定检验水准；

②计算检验统计量；

③确定 P 值，得出统计结论。

【例 8.5】根据调查，已知一般健康成年男子脉搏的均数为 70 次/分钟，某医生在一山区随机测量了 9 名健康成年男子的脉搏数，求得其均数为 73.7 次/分钟，标准差为 5 次/分钟，能否认为该山区成年男子的脉搏均数与一般健康成年男子的脉搏均数不同？原始数据为 80，71，76，68，74，73，72，67，82（单位：次/分钟）。

解：（1）先对原始数据进行正态性检验，如下述代码，使用 shapiro.test()对原始数据进行正态性检验：

```
>x<-c(80,71,76,68,74,73,72,67,82)
>shapiro.test(x)
```

运行上述代码，结果如下：

Shapiro-Wilk normality test

data:　x

　　W = 0.95682, p-value = 0.7645

由于 $P=0.7645$，大于 0.05，说明原始数据符合正态分布。

（2）建立检验假设。

H_0：$\mu=70$，即该山区健康成年男子脉搏均数与一般健康成年男子脉搏均数相同。

H_1：$\mu\neq70$，即该山区健康成年男子脉搏均数与一般健康成年男子脉搏均数不同。

$\alpha=0.05$（双侧）。

（3）计算检验统计量。

由于 σ^2 未知，采用 t 检验，代码如下：

```
>t.test(x,mu=70,alternative="two.sided",conf.level=0.95)
```

运行上述代码，结果如下：

One Sample t—test

data: x

t = 2.1891, df = 8, p—value = 0.06001

alternative hypothesis: true mean is not equal to 70

95 percent confidence interval:

69.80416 77.52918

sample estimates:

mean of x

　　73.66667

（4）确定 P 值，得出统计结论。

$P=0.06001$，大于 0.05。按 $\alpha=0.05$ 的水准，不拒绝 H_0，差异无统计学意义。

结论：根据本例资料还不能认为此山区健康成年男子脉搏均数与一般健康成年男子脉搏均数不同。

8.3.2　配对样本 t 检验

配对样本 t 检验，即检验两配对样本数据的均值是否存在显著性差异。

医学研究中，配对资料的类型主要有四种：同一批受试对象治疗前后某些生理、生化指标的比较；同一种样品，采用两种不同的方法进行测定，来比较这两种方法对结果的影响有无不同；配对动物试验，即各对动物试验结果的比较；同一观察对象的对称部位的比较。

【例 8.6】为了验证肾上腺素对降低呼吸道阻力的作用，以豚鼠 10 只进行支气管灌流实验，测定注入定量肾上腺素前后豚鼠支气管每分钟的灌流滴数，结果见表 8-3，问用药后灌流速度有无变化？

表 8-3　豚鼠注入肾上腺素前后支气管每分钟的灌流滴数

豚鼠编号	每分钟灌流滴数	
	用药前	用药后
1	30	46
2	38	40
3	48	52
4	48	52
5	60	58

续表

豚鼠编号	每分钟灌流滴数	
	用药前	用药后
6	46	66
7	26	52
8	58	56
9	46	52
10	44	54

解：（1）建立检验假设，确定检验水准。

H_0：$\mu_d = 0$。H_1：$\mu_d \neq 0$。$\alpha = 0.05$。

（2）计算检验统计量。

代码如下：

```
>x<-c(30,38,48,48,60,46,26,58,46,44)
>y<-c(46,40,52,52,58,66,52,56,52,54)
>t.test(x,y,paired=TRUE)
```

运行上述代码，结果如下：

Paired t-test

data:x and y

t = -2.8062, df = 9, p-value = 0.0205

alternative hypothesis: true difference in means is not equal to 0

95 percent confidence interval:

-15.171374 -1.628626

sample estimates:

mean of the differences

-8.4

（3）确定 P 值，得出统计结论。

$P = 0.0205$，小于 0.05。按 $\alpha = 0.05$ 的水准，拒绝 H_0，接受 H_1，差异无统计学意义。

结论：豚鼠注入肾上腺素前后支气管每分钟灌流滴数不同。

8.3.3　两个独立样本 t 检验（两个样本均数比较 t 检验）

两个样本均数比较的 t 检验也称为成组 t 检验，又称为两个独立样本 t 检验

(two independent samples t-test)，适用于比较按完全随机设计而得到的两组资料，比较的目的是推断它们各自所代表的总体均数是否相等。主要用于：从同一对象群，随机抽取两组样本，各接受不同处理；从两个对象群，各随机抽取一组样本，接受相同处理。

【例 8.7】 为测定功能性子宫出血症中实热组与虚寒组的免疫功能，其淋巴细胞转化率见表 8-4，比较实热组和虚寒组的免疫功能淋巴细胞转化率均数是否不同？

表 8-4 实热组与虚寒组的免疫功能淋巴细胞转化率

组别	编号									
	1	2	3	4	5	6	7	8	9	10
实热组	0.71	0.76	0.66	0.71	0.72	0.69	0.62	0.67	0.69	0.80
虚寒组	0.62	0.61	0.62	0.64	0.59	0.68	0.69	—	—	—

解：（1）正态性检验。

先对实热组进行正态性检验，代码如下：

```
>x<-c(0.71,0.76,0.66,0.71,0.72,0.69,0.62,0.67,0.69,0.80)
>shapiro.test(x)
```

运行上述代码，结果如下：

Shapiro-Wilk normality test

data: x
W = 0.97123, p-value = 0.902

然后对虚寒组进行正态性检验，代码如下：

```
>y<-c(0.62,0.61,0.62,0.64,0.59,0.68,0.69)
>shapiro.test(y)
```

运行上述代码，结果如下：

Shapiro-Wilk normality test

data: y
W = 0.91237, p-value = 0.4126

实热组和虚寒组的 P 值分别是 0.90，0.41，两组 P 值均大于 0.05，两组数据均来自正态分布的总体。

（2）方差齐性检验。

对实热组和虚寒组进行方差齐性检验，代码如下：

```
>var. test(x, y)
```

运行上述代码，结果如下：

F test to compare two variances

data: x and y
F = 1. 8936, num df = 9, denom df = 6, p—value = 0. 4504
alternative hypothesis: true ratio of variances is not equal to 1
95 percent confidence interval:
0. 342830 8. 179781
sample estimates:
ratio of variances
　　　　1. 89359

结果中，$P=0.4504$，大于 0. 05，表明实热组和虚寒组两组数据方差的差异没有统计学意义，可认为实热组和虚寒组的淋巴细胞转化率总体方差齐性。

（3）两个独立样本 t 检验。

两个独立样本 t 检验的代码如下：

```
>t. test(x, y, var. equal=TRUE)
```

Two Sample t—test

运行上述代码，结果输出如下：

data: x and y
t = 2. 9851, df = 15, p—value = 0. 009249
alternative hypothesis: true difference in means is not equal to 0
95 percent confidence interval:
0. 01924149 0. 11532994
sample estimates:
mean of x mean of y
0. 7030000　　0. 6357143

结果中 $P=0.009249$，按照 $\alpha=0.05$ 的检验水准，实热组和虚寒组两组数据的差别有统计学意义，可认为两组的免疫功能淋巴细胞转化率不同，实热组高于虚寒组。

8.4 方差分析

方差分析（analysis of variance，ANOVA）即变异数分析，是对变异的来源及大小进行分析。方差分析由英国著名统计学家 R. A. Fisher 创立，以 Fisher 的第一个字母 F 命名检验统计量，故亦称 F 检验。

完全随机设计是按随机化的原则将实验对象随机分配到处理因素的不同水平组（处理组），各组分别接受不同的处理，通过比较各组间均数差异有无统计学意义来分析处理因素的效应。这种设计仅有一个处理因素，但该因素可以有多个水平，因此又称单因素方差分析（One-way ANOVA）。

单因素方差分析有如下应用条件：各样本是相互独立的随机样本；各样本来自正态分布总体；各总体方差相等，即方差齐性。实际操作过程中，对于方差齐性的要求并不是非常严格，不符合方差齐性的数据也可以做方差分析。

【例 8.8】观察某降脂片对高脂血症模型大鼠甘油三酯（TG）的影响，将高脂血症大鼠随机分为 4 组，每组 10 只，随机分为对照组、低剂量组、中剂量组和高剂量组，连续给药 20 天后，测定各组大鼠的 TG 水平，结果见表 8-5。试分析不同剂量的某降脂片降脂效果是否相同。

表 8-5　对照组和各实验组的 TG 水平

单位：mmol/L

对照组	低剂量组	中剂量组	高剂量组
0.82	0.51	0.32	0.28
0.91	0.54	0.34	0.25
0.82	0.49	0.41	0.30
0.86	0.48	0.40	0.26
0.92	0.46	0.38	0.18
0.85	0.54	0.32	0.24
0.86	0.45	0.31	0.26
0.94	0.53	0.42	0.24
0.85	0.52	0.40	0.31
0.90	0.50	0.35	0.29

解：（1）从文件中读入数据并转化：

```
>setwd("F:\Rbookdata")
```

```
>data1<-read.csv("example88.csv",header=TRUE)
>head(data1)
>head(data1)
  treat group
1 0.82    1
2 0.91    1
3 0.82    1
4 0.86    1
5 0.92    1
6 0.85    1
>data1$treat
[1] 0.82 0.91 0.82 0.86 0.92 0.85 0.86 0.94 0.85 0.90 0.51 0.54 0.49 0.48 0.46 0.54
0.45 0.53 0.52
[20] 0.50 0.32 0.34 0.41 0.40 0.38 0.32 0.31 0.42 0.40 0.35 0.28 0.25 0.30 0.26 0.18
0.24 0.26 0.24
[39] 0.31 0.29
>data1$group
[1] 1 1 1 1 1 1 1 1 1 1 2 2 2 2 2 2 2 2 2 2 3 3 3 3 3 3 3 3 3 3 4 4 4 4 4 4 4 4 4 4
>data1$group<-factor(data1$group,labels=c("Control","LowDose","MediumDose","
HighDose"))
>data1$group
[1] Control     Control     Control     Control     Control     Control     Control
    Control
[9] Control     Control     LowDose     LowDose     LowDose     LowDose
LowDose     LowDose
[17] LowDose     LowDose     LowDose     LowDose     MediumDose MediumDose
MediumDose MediumDose
[25] MediumDose MediumDose MediumDose MediumDose MediumDose MediumDose
HighDose     HighDose
[33] HighDose     HighDose     HighDose     HighDose     HighDose     HighDose
HighDose     HighDose
Levels: Control LowDose MediumDose HighDose
```

（2）对各组数据进行正态性检验：

```
>tapply(data1$treat,data1$group,shapiro.test)
$Control

    Shapiro-Wilk normality test
```

data: X[[i]]
W = 0.92213, p—value = 0.3751

$LowDose

    Shapiro—Wilk normality test

data: X[[i]]
W = 0.93923, p—value = 0.5444

$MediumDose

    Shapiro—Wilk normality test

data: X[[i]]
W = 0.89627, p—value = 0.1993

$HighDose

    Shapiro—Wilk normality test

data: X[[i]]
W = 0.93148, p—value = 0.4626

以上使用 taaply() 函数对变量 treat 按 group 的四个组（Control，LowDose，MediumDose 和 HighDose）分别进行了 Shapiro—Wik 正态性检验。4 个 P 值都大于 0.1，可认为 4 组都满足正态性假设。

（3）方差齐性检验。

方差齐性检验就是检验数据在不同水平下的方差是否相同，常用的方法是 Bartlett 检验或 Levene 检验。下面以 car 包中的 leveneTest() 检验为例进行讲解：

```
>library(car)
>leveneTest(treat~group,data=data1)
```
Levene's Test for Homogeneity of Variance (center = median)

     Df F value Pr(>F)

group 3 0.5883 0.6266

       36

检验结果表明，各组方差之间的差异没有统计学意义。

使用 bartlett.test() 对变量 treat 的四组数据进行检验，代码如下：

```
>bartlett.test(treat~group,data=data1)
```
    Bartlett test of homogeneity of variances

data: treat by group

    Bartlett's K—squared = 0.79604, df = 3, p—value = 0.8504

使用 bartlett.test()函数进行检验，P 值为 0.8504，表明各组方差之间的差异没有统计学意义。

（4）检验完应用条件后开始做单因素方差分析。

①建立假设，确定检验水准：

H_0：$\mu_1 = \mu_2 = \mu_3 = \mu_4$，各组大鼠 TG 水平总体均数相等。

H_1：μ_1、μ_2、μ_3、μ_4 不等或不全相等。

$\alpha = 0.05$。

②计算检验统计量。

做单因素方差分析的代码如下：

```
>aov1<-aov(treat~group,data=data1)
>summary(aov1)
            Df Sum Sq Mean Sq F value Pr(>F)
group        3 2.1448  0.7149   482.8 <2e-16 ***
Residuals   36 0.0533  0.0015
---
Signif. codes:  0 '***' 0.001 '**' 0.01 '*' 0.05 '.' 0.1 ' ' 1
```

输出结果表明，由于 F 检验得到的 P 值远小于 0.05，按 $\alpha = 0.05$ 的检验水准，拒绝 H_0，接受 H_1，说明各组大鼠 TG 水平之间的差异有统计学意义，可认为各组大鼠 TG 水平总体均数不等或不全相等。

若方差分析的结论为拒绝 H_0，接受 H_1，只能说明各组总体均数不全相等，要进一步分析哪些组之间有差别，可以采用多组均数间的两两比较或多个实验组与对照组的比较，即多重比较。

（5）多重比较。

通过组间的两两比较可以找到哪些组之间存在显著差异。R 语言中的 TukeyHSD()函数提供了对各组均值差异的成对检验。进行多重比较的代码如下：

```
>TukeyHSD(aov1)
```

运行上述代码，结果如下：

```
Tukey multiple comparisons of means
    95% family-wise confidence level
Fit: aov(formula = treat ~ group, data = data1)
$group
                    diff      lwr          upr        p adj
LowDose-Control    -0.371   -0.4173491  -0.32465092  0.0e+00
```

MediumDose－Control	-0.508	-0.5543491	-0.46165092	$0.0e+00$
HighDose－Control	-0.612	-0.6583491	-0.56565092	$0.0e+00$
MediumDose－LowDose	-0.137	-0.1833491	-0.09065092	$0.0e+00$
HighDose－LowDose	-0.241	-0.2873491	-0.19465092	$0.0e+00$
HighDose－MediumDose	-0.104	-0.1503491	-0.05765092	$3.5e-06$

从最后一列的 P 值可以看出：低剂量组和对照组、中剂量组和对照组、高剂量组和对照组、中剂量组和低剂量组、高剂量组和低剂量组、高剂量组和中剂量组之间，大鼠 TG 水平的差异有统计学意义。

可以利用 plot() 函数将 TukeyHSD() 函数的结果以图形的方式展示出来，如图 8－1 所示，水平线绘制了均值两两比较的置信区间，如果区间包含零点，则认为该组均值差异不明显，否则认为存在显著差异。代码如下：

```
> par(oma＝c(3,3,3,3))
>plot(TukeyHSD(aov1),las＝1,cex.axis＝0.7)
```

其中，las 表示坐标刻度值文字方向，las＝0 表示文字方向与坐标轴平行，las＝1 表示文字方向始终为水平方向，las＝2 表示文字方向与坐标轴垂直，las＝3 表示文字方向始终为垂直方向；cex.axis 表示坐标轴刻度值的字号大小。

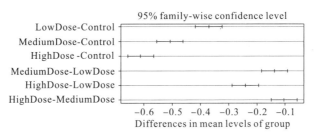

图 8－1 TukeyHSD 组间均值差异比较图

8.5 卡方检验

卡方检验的医学用途：检验两个（或多个）总体率或构成比之间是否有统计学意义，从而推断两个（或多个）总体率或构成比是否相同。

8.5.1 完全随机设计四格表资料的分析

完全随机设计四格表资料的 χ^2 检验需要根据样本含量 n 及理论频数 T 的大小，选择适宜的检验统计量计算公式。计算公式的选择，一般根据如下条件进行：

当总例数 $n \geq 40$，且所有格子的 $T \geq 5$ 时，采用 Pearson χ^2 独立性检验；

当总例数 $n \geq 40$，且所有格子的 $1 \leq T < 5$ 时，采用校正的 χ^2 检验；

当总例数 $n < 40$ 或 $T < 1$ 时，不能采用 χ^2 检验，应使用 Fisher 确切概率法。

1. Pearson χ^2 独立性检验

【例 8.9】某医生将 180 名牙科术后疼痛的患者随机分为两组，分别用中药和西药进行治疗，结果见表 8-6。中药和西药的疗效是否有差别？

表 8-6　中西药治疗牙科术后疼痛病的效果比较

处理	疗效	
	有效	无效
中药	68	22
西药	58	32

解：（1）建立检验假设，确定检验水准。

H_0：中西药的有效率相同，即 $\Pi 1 = \Pi 2$。

H_1：中西药的有效率不同，即 $\Pi 1 \neq \Pi 2$。

检验水准为 $\alpha = 0.05$。

（2）计算检验统计量。

计算检验统计量的代码如下：

```
>x<-matrix(c(68,58,22,32),nr=2)
>x
      [,1]  [,2]
[1,]  68    22
[2,]  58    32
>chisq.test(x)
```

运行上述代码，结果如下：

```
Pearson's Chi-squared test with Yates' continuity correction
data:  x
X-squared = 2.1429, df = 1, p-value = 0.1432
```

因为输出结果有："Pearson's Chi-squared test with Yates' continuity correction"，可看出 chisq.test(x) 默认采用的是校正的 χ^2 检验，此时需要计算理论频数 T 的结果，来决定是采用 Pearson χ^2 独立性检验还是采用校正的 χ^2 检验。

计算理论频数 T 的代码如下：

```
>chisq.test(x)$expected
```

```
        [,1]  [,2]
[1,]    63    27
[2,]    63    27
```

输出结果表明，每个单元格的理论频数 T 都大于 5，于是，可以设置 chisq.test() 函数的 correct 参数为 FALSE，于是采用 Pearson χ^2 独立性检验，代码如下：

```
>chisq.test(x, correct=FALSE)

      Pearson's Chi-squared test
  data:  x
  X-squared = 2.6455, df = 1, p-value = 0.1038
```

（3）确定 P 值，做出统计推断。

$P = 0.1038$，大于 0.05，按 $\alpha = 0.05$ 的检验水准，不拒绝 H_0，差异无统计学意义，尚不能认为中药和西药在治疗牙科术后疼痛上的有效率不同。

2. 校正的 χ^2 检验

【例 8.10】某卫生监督所检验甲、乙两肉食零售店的猪肉（来自同一个屠宰场）表层沙门氏菌的带菌情况，资料见表 8−7。甲、乙两肉食零售店的猪肉表层沙门氏菌带菌率有无差别？

表 8−7 甲、乙两肉食零售店的猪肉表层沙门氏菌带菌率比较

零售店	阳性件数（个）	阴性件数（个）
甲	2	26
乙	5	9

解：（1）建立检验假设，确定检验水准。

H_0：甲、乙两肉食零售店的猪肉表层沙门氏菌带菌率相同，即 $\Pi1 = \Pi2$。

H_1：甲、乙两肉食零售店的猪肉表层沙门氏菌带菌率不同，即 $\Pi1 \neq \Pi2$。

检验水准为 $\alpha = 0.05$。

（2）计算检验统计量。

计算检验统计量的代码如下：

```
>x<-matrix(c(2,5,26,9), nr=2)
>x
        [,1] [,2]
[1,]    2    26
[2,]    5    9
```

```
>chisq.test(x)$expected
          [,1]       [,2]
[1,] 4.666667 23.33333
[2,] 2.333333 11.66667
```
Warning message:

In chisq.test(x)：Chi－squared 近似算法有可能不准

由运行结果可知，最小的理论频数为 2.333333，小于 5，一般的做法，需要用校正的 χ^2 检验或 Fisher 确切概率法，如果用校正的 χ^2 检验，命令如下：

```
>chisq.test(x)
```
　　Pearson's Chi－squared test with Yates' continuity correction

data:　x

X－squared = 1.5312, df = 1, p－value = 0.2159

Warning message:

　　In chisq.test(x)：Chi－squared 近似算法有可能不准

代码运行输出结果表明，应使用校正的 χ^2 检验。

（3）确定 P 值，做出统计推断。

$P=0.2159$，大于 0.05，按 $\alpha=0.05$ 水准，不拒绝 H_0，差异无统计学意义，尚不能认为甲、乙两肉食零售店的猪肉表层沙门氏菌带菌率不同。

注意：关于校正的 χ^2 检验学术界一直有争议。一些学者认为，校正可以使 χ^2 统计量的抽样分布的连续性和平滑性得到改善，另一些学者认为校正的 χ^2 检验，校正后概率过大，以致影响统计推断，或校正后概率不变或反而变小。绝大多数学者认为，若遇到校正与不校正的结果相互矛盾时，改为四格表资料的 Fisher 确切概率法较妥。

如果采用 Fisher 确切概率法，命令如下：

```
>fisher.test(x)
```

运行上述代码，结果如下：

Fisher's Exact Test for Count Data

data:　x

p－value = 0.1224

alternative hypothesis: true odds ratio is not equal to 1

95 percent confidence interval:

0.02169599 1.77387311

sample estimates:

odds ratio

0.2534762

3. Fisher 确切概率法

【例 8.11】某研究者将 25 名病情相似的高血压病人随机分为两组，分别采用甲、乙两种方法进行治疗，结果见表 8-8。这两种方法的疗效是否相同？

表 8-8 两种方法对高血压的疗效

组别	有效	无效
甲法	10 名	3 名
乙法	4 名	8 名

解：(1) 建立检验假设，确定检验水准。

H_0：两种方法治疗高血压的有效率相同，即 $\Pi1=\Pi2$。

H_1：两种方法治疗高血压的有效率不同，即 $\Pi1\neq\Pi2$。

检验水准为 $\alpha=0.05$。

(2) 计算检验统计量。

由于 $n=25<40$，表明不能采用 χ^2 检验。这时在统计学上可以采用 Fisher 确切概率法对完全随机设计四格表资料的数据进行统计分析。采用 Fisher 确切概率法进行统计分析的代码如下：

```
>x<-matrix(c(10,4,3,8),nr=2)
>x
     [,1] [,2]
[1,]  10    3
[2,]   4    8
>fisher.test(x)
```

运行上述代码，结果如下：

```
Fisher's Exact Test for Count Data
data:  x
p-value = 0.04718
alternative hypothesis: true odds ratio is not equal to 1
95 percent confidence interval:
  0.8846137 56.7408569
sample estimates:
odds ratio
   6.107218
```

（3）确定 P 值，做出统计推断。

$P=0.04718$，小于 0.05，按 $\alpha=0.05$ 的检验水准，拒绝 H_0，接受 H_1，差异有统计学意义，可认为甲、乙两种方法治疗高血压的有效率不等，说明甲法有效。

4. 配对设计四格表资料的分析

如果研究中对同一观察单位采用两种方法检测，研究目的是分析两种方法是否存在差别，则采用优势性检验（McNemar 检验）。

【例 8.12】某研究人员采用病理（甲法）与超声（乙法）两种方法，检查确诊乳腺癌患者 289 例，结果见表 8-9，这两种方法检出率是否有差别？

表 8-9　两种方法的检验结果

组别	患乳腺癌	未患乳腺癌
甲法	140 例	15 例
乙法	85 例	49 例

解：（1）建立检验假设，确定检验水准。

H_0：两种方法的总体检出率相同，即 $\Pi1=\Pi2$。

H_1：两种方法的总体检出率不同，即 $\Pi1\neq\Pi2$。

检验水准为 $\alpha=0.05$。

（2）计算检验统计量。

在 R 语言中，可以用 mcnemar. test()函数完成 McNemar 检验，其调用格式为 mcnemar. test(x, y = NULL, correct = TRUE)，其中 x 为二维列联表形式的矩阵或因子对象；y 为一个因子对象，当 x 是一个矩阵时，此值不赋值；correct 为逻辑变量，表示在计算检验统计量时是否应用连续性修正，默认值为 TRUE。

使用 mcnemar. test()函数对表 8-9 中数据完成 McNemar 检验，代码如下：

```
>x<-matrix(c(140,15,85,49),nr=2)
>x
     [,1] [,2]
[1,]  140   85
[2,]   15   49
>mcnemar. test(x,correct=FALSE)
```

运行上述代码，结果如下：

McNemar's Chi-squared test

data: x

McNemar's chi—squared = 49, df = 1, p—value = 2.56e—12

（3）确定 P 值，做出统计推断。

$P=2.56e-12$，小于 0.05，按 $\alpha=0.05$ 的检验水准，拒绝 H_0，接受 H_1，差异有统计学意义，可认为甲、乙两种方法的总体检出率不同，病理检出率=$(140+85)/289=0.78$，超声检出率=$(140+15)/289=0.54$，前者高于后者。

如果如表 8—10 所示，当 $b+c\geq40$ 时，使用 McNemar 检验，correct 参数设置为 FALSE；如果当 $25<b+c<40$ 时，使用 McNemar 检验，correct 参数设置为 TRUE。

表 8—10　配对设计四格表资料形式

组别	阳性	阴性
甲法	a	c
乙法	b	d

8.5.2　完全随机设计 R×C 表资料的 χ^2 检验

完全随机设计 R×C 表资料的 χ^2 检验，主要适用于多个样本率，两个或多个构成比的比较。

【例 8.13】某研究人员将 352 名某病患者随机分成 3 组，分别用 A 药、B 药和安慰剂进行治疗，结果见表 8—11，这三种方法的疗效是否有差别？

表 8—11　3 组患者的疗效比较

组别	有效	无效
A 药	102 名	15 名
B 药	125 名	20 名
安慰剂	51 名	39 名

本例为多个样本率比较的 χ^2 检验。

解：（1）建立检验假设，确定检验水准。

H_0：三种方法疗效相同，即 $\Pi1=\Pi2=\Pi3$。

H_1：三种方法疗效不全相同，即 $\Pi1$、$\Pi2$、$\Pi3$ 不等或不全等。

检验水准为 $\alpha=0.05$。

（2）计算检验统计量。

对表 8—11 中三种疗效进行 χ^2 检验的代码如下：

```
>x<-matrix(c(102,125,51,15,20,39),nr=3)
>x
      [,1] [,2]
[1,]  102   15
[2,]  125   20
[3,]   51   39
>chisq.test(x)
```

输出结果如下：

Pearson's Chi-squared test

data:　x

X-squared = 36.288, df = 2, p-value = 1.319e-08

（3）确定 P 值，做出统计推断。

$P=1.319e-08$，小于 0.01，按 $\alpha=0.05$ 的检验水准，拒绝 H_0，接受 H_1，差异有统计学意义，可认为这三种方法治疗某病的总体有效率不等或不全相等。

8.5.3　多重比较

［例 8.13］中，当三种方法治疗某病的总体有效率不等或不全相等时，需要进行多重比较，并且不能用原来的检验水准 $\alpha=0.05$，否则会增加犯 I 型错误的概率。因此，需要对检验水准进行调整。可以使用 Bonferroni 法调整检验水准。

1. 多个实验组与统一对照组比较

如 $k-1$ 个实验组分别与同一对照组进行比较，检验水准按以下公式调整：

$$\alpha'=\alpha/比较次数=\alpha/(k-1)$$

从［例 8.13］的统计分析可知，三种方法治疗某病的总体有效率不等或不全相等，现将 A 药和 B 药分别与安慰剂进行比较。

H_0：药物与安慰剂的有效率相同。

H_1：药物与安慰剂的有效率不同。

应调整检验水准为 $\alpha'=0.05/(3-1)=0.025$。

（1）将 A 药与安慰剂的有效率进行比较，代码如下：

```
>x<-matrix(c(102,51,15,39),nr=2)
>x
      [,1] [,2]
[1,]  102   15
[2,]   51   39
>chisq.test(x)$expected
```

```
               [,1]      [,2]
[1,] 86.47826  30.52174
[2,] 66.52174  23.47826
> chisq.test(x, correct=FALSE)
```

输出结果如下：

```
    Pearson's Chi-squared test
data:  x
X-squared = 24.563, df = 1, p-value = 7.193e-07
```

$P=7.193e-07$，按 $\alpha'=0.025$ 的检验水准，拒绝 H_0，接受 H_1，可认为 A 药与安慰剂治疗某病的总体有效率不等，A 药有效率高于安慰剂，说明 A 药有效。

（2）将 B 药与安慰剂的有效率进行比较，代码如下：

```
> x<-matrix(c(125,51,20,39), nr=2)
> chisq.test(x)$expected
              [,1]      [,2]
[1,] 108.59574  36.40426
[2,] 67.40426  22.59574
> chisq.test(x, correct=FALSE)
```

输出结果如下：

```
    Pearson's Chi-squared test
data:  x
X-squared = 25.772, df = 1, p-value = 3.843e-07
```

$P=3.843e-07$，按 $\alpha'=0.025$ 的检验水准，拒绝 H_0，接受 H_1，可认为 B 药与安慰剂治疗某病的总体有效率不等，B 药有效率高于安慰剂，说明 B 药有效。

2. 多个实验组间的两两比较

如要将 k 个实验组间的任意两个组进行比较，可进行 $k(k-1)/2$ 次 χ^2 检验，检验水准按以下公式调整：

$$\alpha'=\alpha/比较次数=2\alpha/[k(k-1)]$$

如对［例 8.13］中的三种方法进行两两比较，其检验水准调整为：

$$\alpha'=2\times0.05/[3\times(3-1)]=0.017$$

（1）A 药与 B 药比较：X-squared = 0.05292，$P=0.8181$，按 $\alpha'=0.017$ 的检验水准，不拒绝 H_0，还不能认为 A 药与 B 药治疗某病的总体有效率不等。

（2）A 药与安慰剂比较：X-squared = 24.563，$P=7.193e-07$，按 $\alpha'=$

0.025 的检验水准，拒绝 H_0，接受 H_1，可认为 A 药与安慰剂治疗某病的总体有效率不等，A 药有效率高于安慰剂，说明 A 药有效。

（3）B 药与安慰剂比较：$X-squared = 25.772$，$P = 3.843e-07$，按 $\alpha' = 0.025$ 水准，拒绝 H_0，接受 H_1，可认为 B 药与安慰剂治疗某病的总体有效率不等，B 药有效率高于安慰剂，说明 B 药有效。

8.6　非参数检验

非参数检验应用广泛，可用于等级资料，总体分布为偏态分布、各组方差明显不齐、个别数据偏大或数据的某一端无法确定值的资料，以及各组离散程度相差悬殊的资料等。

8.6.1　配对样本秩和检验

【例 8.14】用某药对 10 名血小板减少症患者进行治疗，治疗前后的血小板总数测定结果见表 8-12，该药是否对患者的血小板总数有影响？

表 8-12　10 名血小板减少症患者治疗前后血小板总数结果

单位：$\times 10^9/L$

编号	治疗前	治疗后
1	40.0	55.4
2	42.6	80.7
3	37.1	72.5
4	45.9	83.3
5	52.4	89.6
6	35.7	27.1
7	50.3	89.8
8	65.8	96.0
9	46.1	32.1
10	70.9	104.7

解：（1）正态性检验。

对治疗前后血小板总数测定结果进行正态性检验的代码如下：

```
>x<-c(40,42.6,37.1,45.9,52.4,35.7,50.3,65.8,46.1,70.9)
>y<-c(55.4,80.7,72.5,83.3,89.6,27.1,89.8,96,32.1,104.7)
```

```
>d<−x−y
>d
```
[1] −15.4 −38.1 −35.4 −37.4 −37.2 8.6 −39.5 −30.2 14.0 −33.8
```
>shapiro.test(d)
```

结果输出如下：

Shapiro−Wilk normality test

data: d

W = 0.73499, p−value = 0.002343

因为 $P=0.002343$，小于 0.05，即差值不服从正态分布，可以使用配对样本秩和检验。

（2）建立假设，确定检验水准。

H_0：$Md=0$（差值的总体中位数等于 0）。

H_1：$Md\neq0$（差值的总体中位数不等于 0）。

检验水准为 $\alpha=0.05$。

（3）计算检验统计量，确定 P 值。

使用 wilcox 检验的代码如下：

```
>wilcox.test(x, y, paired=TRUE)
```

结果输出如下：

Wilcoxon signed rank exact test

data: x and y

V = 3, p−value = 0.009766

alternative hypothesis: true location shift is not equal to 0

（4）做出推断，得到结论。

$P=0.009766$，小于 0.05，按 $\alpha=0.05$ 的检验水准，拒绝 H_0，接受 H_1，差别有统计学意义，可认为该药能增加患者的血小板总数。

8.6.2 完全随机设计的两个样本计量资料的秩和检验

分析完全随机设计的两个样本计量资料时，若两个样本数据不能满足正态性和方差齐性，可以采用 Wilcoxon Mann−Whitney U 秩和检验。

【例 8.15】某研究员为研究两种西药 A、B 治疗乙型肝炎的效果，将感染乙型肝炎的老鼠按体重随机分成两组，分别使用西药 A、B 进行治疗，治疗一段时间后测定老鼠血清谷丙转氨酶浓度（IU/L），结果见表 8−13。这两种西药治疗的老鼠的血清谷丙转氨酶浓度是否有差别？

表 8-13 两组老鼠血清谷丙转氨酶浓度

单位：IU/L

西药 A	西药 B
663.5	675.4
582.9	692.7
392.7	642.3
452.9	568.9
385.1	557.6
378.3	435.8
436.7	574.9
663.5	469.5
579.4	435.1
—	443.4
—	438.5
—	427.6

解：（1）正态性检验。

使用西药 A 后，对测定的老鼠血清谷丙转氨酶浓度数据进行正态性检验，代码如下：

```
>x<-c(663.5,582.9,392.7,452.9,385.1,378.3,436.7,663.5,579.4)
>shapiro.test(x)
```

结果输出如下：

Shapiro-Wilk normality test
data: x
W = 0.85293, p-value = 0.08026

使用西药 B 后，对测定的老鼠血清谷丙转氨酶浓度数据进行正态性检验，代码如下：

```
>y<-c(675.4,692.7,642.3,568.9,557.6,435.8,574.9,469.5,435.1,443.4,438.5,427.6)
>shapiro.test(y)
```

结果输出如下：

Shapiro-Wilk normality test

data: y

W = 0.85168, p-value = 0.03851

西药 A 组 $W = 0.85293$，$P = 0.08026$，西药 B 组 $W = 0.85168$，$P = 0.03851$，即两组老鼠的血清谷丙转氨酶浓度不全服从正态分布。

（2）方差齐性检验。

使用西药 A、B 后，对测定的老鼠血清谷丙转氨酶浓度数据进行方差齐性检验，代码如下：

```
>var. test(x, y)
```

结果输出如下：

F test to compare two variances

data: x and y

F = 1.3731, num df = 8, denom df = 11, p-value = 0.6115

alternative hypothesis: true ratio of variances is not equal to 1

95 percent confidence interval:

0.374773 5.826632

sample estimates:

ratio of variances

1.3731

$P = 0.6115$，大于 0.05，按 $\alpha = 0.05$ 的检验水准，认为两组总体方差相等。故采用 Wilcoxon Mann-Whitney U 秩和检验。

（3）建立假设，确定检验水准。

H_0：两组老鼠的血清谷丙转氨酶浓度总体分布相同。

H_1：两组老鼠的血清谷丙转氨酶浓度总体分布不同。

检验水准为 $\alpha = 0.05$。

（4）计算检验统计量，确定 P 值。

使用 wilcox 检验对使用西药 A、B 后测定的老鼠血清谷丙转氨酶浓度数据进行检验，代码如下：

```
>wilcox. test(x, y)
```

结果输出如下：

Wilcoxon rank sum test with continuity correction

data: x and y

W = 46, p-value = 0.5939

alternative hypothesis: true location shift is not equal to 0

（5）作出推断，得到结论。

$P=0.5939$，大于 0.05，按 $\alpha=0.05$ 的检验水准，不拒绝 H_0，差别无统计学意义。故尚不能认为两组老鼠的血清谷丙转氨酶浓度不同。

8.6.3　完全随机设计多个样本比较的秩和检验

分析完全随机设计多个样本的计量资料时，若多个样本观察指标不能满足正态性和方差齐性，宜采用 Kruskal－Wallis H 秩和检验。

【例 8.16】某研究者测定了脑卒中患者的凝血酶原时间（prothrombin time，PT），结果见表 8－14，不同症型脑卒中患者的凝血酶原时间是否相同？

表 8－14　不同症型脑卒中患者的凝血酶原时间

单位：s

症型一	症型二	症型三
10.12	10.72	15.61
10.43	15.21	15.26
10.16	10.91	15.64
10.15	10.87	14.68
9.78	11.12	15.92
10.18	11.43	15.86
10.15	11.68	14.98
10.18	14.54	14.75
10.13	14.35	15.78
—	13.76	15.66

解：（1）正态性检验。

对测定的不同症型脑卒中患者的凝血酶原时间，分别对每个症型进行正态性检验，代码如下：

```
>setwd("F:\Rbookdata")
>data1<－read.csv("example816.csv",header=TRUE)
>data1$times
 [1] 10.12 10.43 10.16 10.15 9.78 10.18 10.15 10.18 10.13 10.72 15.21 10.91 10.87
11.12 11.43 11.68
[17] 14.54 14.35 13.76 15.61 15.26 15.64 14.68 15.92 15.86 14.98 14.75 15.78 15.66
>data1$group
 [1] 1 1 1 1 1 1 1 1 1 2 2 2 2 2 2 2 2 2 2 3 3 3 3 3 3 3 3 3 3
```

＞tapply(data1\$times, data1\$group, shapiro. test)

结果输出如下：

\$1`

Shapiro—Wilk normality test

data：X[[i]]

W = 0.78239, p—value = 0.01283

\$2`

Shapiro—Wilk normality test

data： X[[i]]

W = 0.82486, p—value = 0.02901

\$3`

Shapiro—Wilk normality test

data： X[[i]]

W = 0.87315, p—value = 0.1088

正态性检验结果：症型一的 $W=0.78239$，$P=0.01283$；症型二的 $W=0.82486$，$P=0.02901$；症型三的 $W=0.87315$，$P=0.1088$。不同症型脑卒中患者的凝血酶原时间不全服从正态分布。

（2）方差齐性检验。

使用 bartlett 方法，对测定的不同症型脑卒中患者的凝血酶原时间进行方差齐性检验，代码如下：

＞bartlett. test(times～group, data＝data1)

结果输出如下：

Bartlett test of homogeneity of variances

data： times by group

Bartlett's K—squared = 34.827, df = 2, p—value = 2.737e—08

上述代码运行得到方差齐性检验结果：$P=2.737\mathrm{e}-08$，小于 0.001，方差不齐，故采用 Kruskal—Wallis H 秩和检验。

（3）建立假设，确定检验水准。

H_0：不同症型脑卒中患者的凝血酶原时间总体分布相同。

H_1：不同症型脑卒中患者的凝血酶原时间总体分布不同或不全相同。

检验水准为 $\alpha=0.05$。

（4）计算检验统计量，确定 P 值。

对测定的不同症型脑卒中患者的凝血酶原时间进行 kruskal–Wallis H 秩和检验，代码如下：

```
>kruskal.test(times~group,data=data1)
```

结果输出如下：

Kruskal–Wallis rank sum test

data： times by group

Kruskal–Wallis chi–squared = 24.106, df = 2, p–value = 5.828e–06

（5）做出推断，得到结论。

$P=5.828e-06$，按照 $\alpha=0.05$ 的检验水准，拒绝 H_0，接受 H_1，差别有统计学意义，可认为不同症型脑卒中患者的凝血酶原时间总体分布不同或不全相同。

（6）非参数检验的多重比较。

对完全随机设计多个样本比较采用 Kruskal–Wallis H 秩和检验，当推断结论为拒绝 H_0、接受 H_1 时，只能得出各总体分布不同或不全相同的结论，并不能说明其中的任何两个总体分布不同。若要对每两个总体分布做出有无不同的推断，需要做组间的多重比较。完全随机设计多个样本间的两两比较常用 Nemenyi 法。

代码如下：

```
>install.packages("pgirmess")
>install.packages("coin")
>install.packages("multcomp")
>library(pgirmess)
>library(coin)
>library(multcomp)
#其中 probs 为设置的两两比较临界值,结果为 TRUE/FALSE.值得注意的是其无法计算精确的 P 值
>kruskalmc(times~group, data=data1, probs=0.05)
```

结果输出如下：

Multiple comparison test after Kruskal–Wallis

p.value: 0.05

Comparisons

　　　obs.dif　　critical.dif　　difference

1—2	9.8	9.365803	TRUE
1—3	19.2	9.365803	TRUE
2—3	9.4	9.116003	TRUE

不同症型间的两两比较采用 Nemenyi 法，得到多重比较结果，见表 8—15。

表 8—15　不同症型间的两两比较结果

对比症型	difference	检验水准 $\alpha=0.05$
症型一与症型二	TRUE	有统计学意义
症型一与症型三	TRUE	有统计学意义
症型二与症型三	TRUE	有统计学意义

通过不同症型间的两两比较，得到如下结论：症型一与症型二间总体分布不同、症型一与症型三间总体分布不同、症型二与症型三间总体分布不同，并都有统计学意义（$P<0.05$）。

第9章 回归分析

回归分析是研究一个随机变量 y 对另一个变量 x 或一组变量（$x_1, x_2,$ $x_3, \cdots, x_k$）的相依关系的统计分析方法。

9.1 简单线性回归

回归分析中，最简单的模型是只包含一个因变量和一个自变量。若两变量间的变化呈直线趋势，选用线性方程来描述其变化规律时，称为简单线性回归或直线回归。涉及一个因变量和多个自变量的回归分析，称为多重线性回归。

【例9.1】某研究员随机抽查了20名16岁健康男孩，测量其身高（单位：cm）与体重（单位：kg），数据见表9－1，拟研究体重随身高增加而增加的变化规律。

表9－1　16岁健康男孩身高与体重数据

编号	身高 (cm)	体重 (kg)	编号	身高 (cm)	体重 (kg)	编号	身高 (cm)	体重 (kg)
1	146	47	8	156	53	15	164	60
2	147	48	9	157	54	16	167	59
3	153	51	10	161	58	17	170	62
4	149	49	11	156	60	18	168	64
5	155	52	12	162	56	19	172	65
6	153	54	13	160	55	20	174	67
7	158	55	14	164	60	—	—	—

解：将身高作为自变量 x，体重作为因变量 y。

（1）判断身高和体重是否服从正态分布：

＞y＜－c(47,48,51,49,52,54,55,53,54,58,60,56,55,60,60,59,62,64,65,67)

＞shapiro. test(y)

结果输出如下：

Shapiro－Wilk normality test

data：y

W ＝ 0.97559，p－value ＝ 0.8654

本研究中，测定的体重 y 值经正态性检验服从正态分布，身高为精确测定值。

（2）绘制散点图：

x＜－c(146,147,153,149,155,153,158,156,157,161,156,162,160,164,164,167,170, 168,172,174)

plot(y～x)

以身高为 x 轴、体重为 y 轴绘制的散点图，二者有直线趋势，如图 9－1 所示。

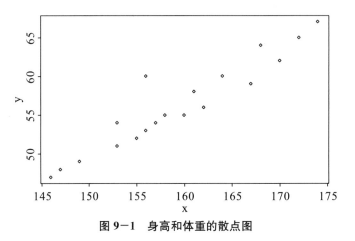

图 9－1　身高和体重的散点图

（3）求直线方程。

利用 R 语言的 lm()函数进行线性拟合求解。如下代码是利用最小二乘估计拟合模型：

＞Fit＜－lm(y～x)

＞Fit

结果输出如下：

Call：

lm(formula ＝ y ～ x)

Coefficients:

(Intercept)   x

　−49.6156   0.6646

　　于是得到回归方程：$\hat{y}=-49.6156+0.6646x$，该方程表示身高每增加 1 cm，健康男孩体重平均增加 0.6646 kg。

　　上述代码中，简单线性回归分析的所有结果都保存在名为"Fit"的 R 对象中，可以用如下代码提取回归方程的截距和斜率：

＞Fit\$coefficients

(Intercept)   x

−49.6155706   0.6645712

　　也可以使用特定函数来访问回归系数，代码如下：

＞coefficients(Fit)

(Intercept)   x

−49.6155706   0.6645712

　　上述两段代码的输出结果是相同的。

　　（4）回归方程的显著性检验。

　　对于回归方程的显著性检验，可使用 summary()函数和 anova()函数查看回归方程显著性检验的结果。

　　①使用 summary()函数：

＞summary(Fit)

　　结果输出如下：

Call:

lm(formula = y ~ x)

Residuals:

　　Min   1Q Median   3Q   Max

−2.3678   −1.1383   −0.3961   0.6259   5.9425

Coefficients:

	Estimate	Std. Error	t value	Pr(>|t|)
(Intercept)	−49.61557	8.61679	−5.758	1.86e−05***
x	0.66457	0.05392	12.324	3.28e−10***

———

Signif. codes: 0 '***' 0.001 '**' 0.01 '*' 0.05 '.' 0.1 ' ' 1

Residual standard error: 1.899 on 18 degrees of freedom

Multiple R－squared: 0.894, Adjusted R－squared: 0.8882

　　F－statistic: 151.9 on 1 and 18 DF, p－value: 3.282e－10

　　结果表明，回归系数估计值为 0.66457，其标准差是 0.05392，回归系数显著性检验的 t 值为 12.324，其对应的 P 值为 3.28e－10，小于 0.05，因此认为该回归方程是显著的。常数项为－49.61557。

　　结果还表明，拟合线性回归模型的决定系数（R^2）为 0.894，说明拟合效果较好，数据中有 89.4% 的变异能被该模型解释。调整后的决定系数为 0.8882。

　　②使用 anova() 函数：

＞anova(Fit)

　　Analysis of Variance Table

Response: y

	df	Sum Sq	Mean Sq	F value	Pr(＞F)
x	1	548.01	548.01	151.88	3.282e－10***
Residuals	18	64.94	3.61		

－－－

　　Signif. codes: 0 '***' 0.001 '**' 0.01 '*' 0.05 '.' 0.1 ' ' 1

　　结果表明，F 检验统计量的值为 151.88，检验的 P 值是 3.282e－10，小于 0.05。因此认为该回归方程是显著的，x 和 y 之间存在线性回归关系。

　　（5）绘制回归直线。

　　绘制健康男孩的体重（y）与身高（x）的回归直线拟合图的代码如下：

＞plot(y～x)

＞abline(Fit)

　　运行上述代码，结果如图 9－2 所示，这些点大致散布在一条直线附近。

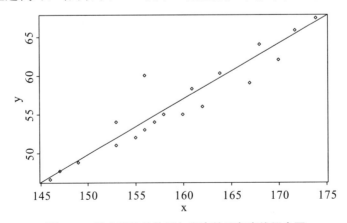

图 9－2　健康男孩的体重与身高的回归直线拟合图

（6）残差分析。

残差分析的代码如下：

```
＞par(mfrow＝c(2,2))　♯设置画图为2×2的格式
＞plot(Fit,which＝c(1:4))
```

代码 par(mfrow＝c(2,2))，把画布分隔成两行两列，plot(Fit,which＝c(1：4))共产生 4 张图。运行上述代码，结果如图 9-3 所示，左边两幅图为残差图，往往大同小异。从左上角图可看出，第 11 个观测数据稍大，该观测值是个异常值，说明该观测值难用线性模型拟合。还可以看到残差的分布杂乱无序，没有明显趋势，即残差随机分布。

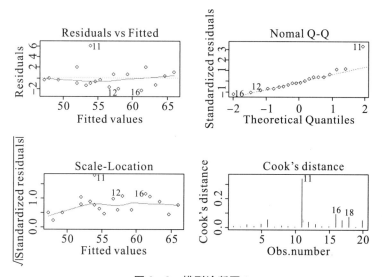

图 9-3　模型诊断图1

右上角图为 Nomal Q-Q 图，用来检验残差的正态性。除了第 11 个观测点，数据基本成一条直线，可以认为残差值符合正态分布。右下角为 Cook's distance图，可以用来检验数据中是否存在异常值或影响点。从图 9-3 右下角图可以看出，第 11 个观测数据是一个有影响力的点。可以尝试删除第 11 个观测值，重新分析如下：

```
＞df＜-data.frame(x,y)
＞df1＜-df[-11,]
＞fit1＜-lm(y~x,data＝df1)
＞par(mfrow＝c(2,2))
＞plot(fit1,which＝c(1:4))
```

其中，df1＜-df[-11,]为去除第 11 个观测值，然后重新绘制模型诊断图，如

图 9-4 所示，可以看到各种诊断图形的趋势变得更好了，残差图中的残差值更加杂乱无章，Nomal Q-Q 图更加趋向于一条直线，Cook's distance 图中没有非常异常的点了。

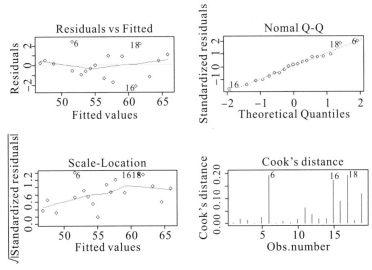

图 9-4　模型诊断图 2

（7）模型的应用。

①使用 confint( )函数计算总体回归系数的 95% 置信区间：

＞confint(Fit)

	2.5 %	97.5 %
(Intercept)	−67.7187678	−31.5123734
x	0.5512806	0.7778619

结果表明，回归系数（斜率）的 95% 置信区间为（0.5512806，0.7778619）。

②统计预测。

如果给出身高值，可以使用 predict( )函数计算体重的预测值和预测的置信区间。例如，求身高为 158 cm 时，对应体重的置信水平为 0.95 的预测置信区间的代码如下：

＞newdata＜−data.frame(x=158)
＞predict(fit1,newdata,interval="prediction",level=0.95)

	fit	lwr	upr
1	55.04109	52.29159	57.79059

其中，interval="prediction"表示同时要给出预测置信区间，选项 level 表示相应的预测水平，默认值为 0.95。从计算结果得到，当 x=158 时，体重 y 的预测值

为 55.04109，95％的预测置信区间为（52.29159,57.79059）。

9.2 变量间的相关性

9.2.1 Pearson 线性相关分析

如果两变量 X 与 Y 均是随机变量，双变量均呈正态分布，散点图呈线性趋势，且各观测值之间相互独立，则两变量之间的相关关系可采用 Pearson 积差相关系数表示。样本相关系数用 r 表示，总体相关系数用 ρ 表示。r 的取值范围为 $-1 \leqslant r \leqslant 1$，$r$ 接近 1 表示两变量间正向线性关联程度较高；r 接近 -1 表示两变量间负向线性关联程度较高；r 接近 0 表示两变量间线性关联极弱，或无线性关联存在。

【例 9.2】以文件 example7_4.csv 中的身高（height）和体重（weight）数据为例，计算身高和体重的线性相关系数。

解：先绘制身高和体重的散点图，代码如下：

本例数据参见电子文件
example7_4.csv

```
>setwd("F:\Rbookdata")
>health<−read.csv("example7_4.csv",header＝TRUE)
>plot(weight～height,data＝health)
```

代码运行结果如图 9-5 所示，得到身高和体重的散点图。

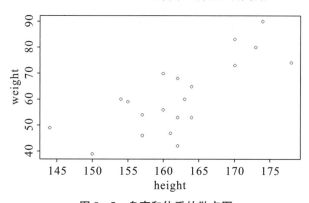

图 9-5 身高和体重的散点图

下面使用 cor.test() 计算 Pearson 相关系数和 r 的显著性检验。

首先提出假设，H_0：$\rho=0$。H_1：$\rho \neq 0$。

然后使用 cor.test() 计算 Pearson 相关系数和 r 的显著性检验，代码如下：

```
>cor.test(～weight＋height,data＝health)
```

运行上述代码，结果如下：

Pearson's product—moment correlation

data：weight and height

t = 4.7352, df = 18, p—value = 0.0001652

alternative hypothesis: true correlation is not equal to 0

95 percent confidence interval:

0.4508517 0.8929891

sample estimates:

cor

0.7447804

结果表明，r=0.7447804，总体相关系数 ρ 的 95％置信区间为[0.4508517，0.8929891]。采用 t 检验考察 H_0 假设是否成立，得 t=4.7352，df=18，P=0.0001652＜0.01，说明总体相关系数不为零。

9.2.2 Spearman 秩相关分析

若资料不服从双变量正态分布，或数据为等级资料，或分布类型未知，可采用等级相关分析，也称为秩相关分析，采用 Spearman 秩相关系数来表示两个变量间相关系数的密切程度和相关方向。

【例 9.3】由两名医生对 6 名患者患有的某疾病的严重程度进行评分，结果见表 9−2，计算甲、乙评分之间的相关性。

表 9−2 评分结果

评分	患者 1	患者 2	患者 3	患者 4	患者 5	患者 6
甲	1	2	3	4	5	6
乙	6	5	4	3	2	1

可以通过 cor. test() 函数中的参数 method＝"spearman"来计算 Spearman 秩相关系数，代码如下：

```
>x<−c(1,2,3,4,5,6)
>y<−c(6,5,4,3,2,1)
>cor.test(x,y,method＝"spearman")
```

运行结果如下：

Spearman's rank correlation rho

data： x and y

S = 70, p—value = 0.002778

alternative hypothesis: true rho is not equal to 0

sample estimates:

rho

　—1

　　结果表明，$P=0.002778<0.05$，可认为变量 x 和 y 相关，$\rho=-1$，表明这两个变量完全负相关。

9.3　多重线性回归分析

　　在医学研究中，一个因变量往往受到多个重要自变量的影响，当因变量与多个自变量之间存在线性关系时，就可以进行多重线性回归分析。

9.3.1　引例

　　【例 9.4】某研究者收集了 32 名体检者的血生化检查数据，试构建收缩压（sbp）的线性回归方程。

　　构建收缩压（sbp）的线性回归方程的代码如下：

本例数据参见电子文件

example9_4.csv

读入体检数据文件

>setwd("F:\Rbookdata")

>tb<—read.csv("example9_4.csv",header=TRUE)

查看 tb 的数据结构

>str(tb)

'data.frame':32 obs. of　20 variables:

```
$ age    : int    38 43 84 66 48 59 79 52 82 57 ...
$ height : int    165 163 153 162 158 154 156 157 156 153 ...
$ weight : int    60 62 51 60 50 43 40 59 69 58 ...
$ alt    : num    21 15 16.2 32.9 13 17 20.4 59 10.2 17 ...
$ ast    : num    19 25 32.8 42.9 18 26 34.3 36 21.9 18 ...
$ ggt    : num    26 17 23.2 106.5 16 ...
$ tp     : num    72.1 71.2 78.4 77.9 69.9 72.9 74.4 78.1 78.2 71.4 ...
$ alb    : num    44.2 44.7 47.3 54.6 44.1 49.8 44.8 47.6 48.9 44.2 ...
$ glb    : num    27.9 26.5 31.1 23.2 25.8 23.2 29.5 30.5 29.3 27.2 ...
$ ag     : num    1.58 1.69 1.52 2.35 1.71 2.14 1.52 1.56 1.67 1.63 ...
$ bun    : num    4.4 5.29 7.1 8.2 5.79 5.2 4.6 6.86 7.8 3.28 ...
```

$ cr	: int	91 87 71 130 89 78 62 92 96 81 …	
$ ua	: int	327 257 177 351 348 231 184 296 289 254 …	
$ glu	: num	4.4 3.5 7.7 3.5 4.2 4.5 4.6 4.7 6.6 4 …	
$ chol	: num	2.97 5.06 7.2 7.2 5.42 6.3 5.7 5.46 5.6 5.8 …	
$ tg	: num	1.53 1.22 0.9 2.6 0.92 1.1 1 0.99 2.6 1.2 …	
$ hdlc	: num	1.33 2.41 2.39 2.39 2.27 2.23 2.22 2.19 2.14 2.12 …	
$ ldl	: num	0.94 2.1 4.51 3.98 2.73 3.7 3.09 2.82 2.55 3.13 …	
$ bmi	: num	22 24.3 21.8 22.9 20 …	
$ sbp	: int	118 140 130 148 130 144 155 130 150 120 …	

tb 数据集中有 20 个变量 32 个观测值，20 个变量均属于数值型。

首先建立回归模型如下：

>Fit<—lm(sbp~age+height+weight+alt+ast+ggt+tp+alb+glb+ag+bun+cr+ua+glu+chol+tg+hdlc+ldl+bmi,data=tb)
>summary(Fit)

结果输出如下：

Call:
lm(formula = sbp ~ age + height + weight + alt + ast + ggt +
    tp + alb + glb + ag + bun + cr + ua + glu + chol + tg + hdlc +
    ldl + bmi, data = tb)

Residuals:

Min	1Q	Median	3Q	Max
−11.0924	−5.1966	0.7988	4.1838	13.2255

Coefficients:

	Estimate	Std. Error	t	value Pr($>$ | t |)
(Intercept)	−157.04156	431.57828	−0.364	0.7223
age	−0.29998	0.30408	−0.987	0.3434
height	1.20781	2.50920	0.481	0.6389
weight	−2.83172	3.95536	−0.716	0.4877
alt	−0.54479	0.46969	−1.160	0.2687
ast	0.60552	0.93373	0.648	0.5289
ggt	0.04760	0.16569	0.287	0.7788
tp	−4.84936	65.04390	−0.075	0.9418
alb	5.86494	64.35782	0.091	0.9289
glb	7.44688	67.02246	0.111	0.9134
ag	14.54543	85.73382	0.170	0.8681

bun	−0.60107	2.80118	−0.215	0.8337
cr	0.04844	0.27094	0.179	0.8611
ua	0.02364	0.05730	0.413	0.6872
glu	1.64138	3.03060	0.542	0.5980
chol	−104.72577	62.47003	−1.676	0.1195
tg	39.85044	21.57417	1.847	0.0895
hdlc	125.37921	68.18586	1.839	0.0908
ldl	92.68584	61.58027	1.505	0.1582
bmi	4.78339	9.30758	0.514	0.6166

———

Signif. codes:　0 '***' 0.001 '**' 0.01 '*' 0.05 '.' 0.1 ' ' 1

Residual standard error: 11.07 on 12 degrees of freedom

Multiple R—squared:　0.7702, Adjusted R—squared:　0.4063

F—statistic: 2.117 on 19 and 12 DF,　p—value: 0.09297

　　建立的模型结果不理想，19 个变量的显著性 P 值最小为 0.0895，很多自变量都没有通过显著性检验，说明有些变量不适合用于建模。

9.3.2　多重共线性诊断

　　要判断各自变量是否存在共线性问题，可以利用方差膨胀因子：方差膨胀因子（variance inflation factor，VIF）是指回归系数的估计量由于自变量共线性使得方差增加的一个相对度量。如果 $VIF_i > 10$，解释变量 x_i 与模型中其他解释变量间有较强的多重共线性，如果 $VIF_i > 100$，解释变量 x_i 与模型中其他解释变量间有严重的多重共线性。

　　可以利用 car 包里的 vif() 函数诊断变量间的多重共线性，代码如下：

```
>library(car)
>round(vif(Fit),2)
```

　　结果输出如下：

age	height	weight	alt	ast	ggt	tp	alb	glb
4.74	55.43	246.20	4.70	9.23	3.35	16498.27	10392.98	9246.36

ag	bun	cr	ua	glu	chol	tg	hdlc	ldl	bmi
128.46	3.60	4.43	3.04	2.28	837.61	92.47	45.67	552.75	235.22

由代码运行结果可以看出，height、tg、hdlc 这三个变量与其他变量存在较强的多重共线性，weight、tp、alb、glb、ag、chol、ldl、bmi 与其他变量存在严重的多重共线性。

为了展示各变量之间是否存在多重共线性，可以用下述代码：

```
>plot(tb[, 1:19])
>round(cor(tb[, 1:19]),2)
```

由于上述代码运行输出的结果图形较大、数据较多，此处不再列出。运行结果表明，模型中有多个自变量存在多重共线性问题。

9.3.3 自变量的选择

解决多重共线性问题的方法有：剔除造成共线性的自变量，重新建立模型；采用主成分分析法，将一组具有共线性的自变量合并成少数不相关的变量；可以用 step() 函数进行变量选择，该函数根据赤池信息量准则（Akaike information criterion，AIC）逐步回归自动选择"最优"模型，调用格式为：

```
step(object, scope, scale = 0,
direction = c("both", "backward", "forward"), trace = 1, ...)
```

其中，direction 可设置为默认的向前向后法"both"、后退法"backward"或者等前进法"forward"；trace 如果为正数，则在运行 step() 函数期间打印信息。如果对 trace 设置较大的值会提供更详细的信息。

如何保证进入回归方程的都是有意义的变量？需要筛选变量，筛选变量的方法有全局择优法和局部择优法。局部择优法包括向前向后法、前进法和后退法三种。

1. 使用向前向后法选择变量

使用向前向后法选择变量的代码如下：

```
>Fitboth=step(Fit, trace=FALSE)    #根据 AIC 准则选出最优模型,并赋值给 Fitboth
>summary(Fitboth)
```

结果输出如下：

```
Call:
lm(formula = sbp ~ weight + glb + chol + tg + hdlc + ldl, data = tb)
Residuals:
    Min      1Q   Median      3Q      Max
-14.2296  -4.3122  -0.8933  3.3604  18.7782
Coefficients:
```

	Estimate	Std. Error	t	value Pr(> | t |)
(Intercept)	135.2191	27.6405	4.892	4.93e−05***
weight	−0.7506	0.2825	−2.657	0.01353*
glb	1.2298	0.5828	2.110	0.04501*
chol	−137.1192	29.9166	−4.583	0.00011***
tg	52.0481	9.0704	5.738	5.60e−06***
hdlc	157.8202	30.9082	5.106	2.83e−05***
ldl	126.2863	29.4951	4.282	0.00024***

———

Signif. codes:　0 '***' 0.001 '**' 0.01 '*' 0.05 '.' 0.1 ' ' 1
Residual standard error: 8.997 on 25 degrees of freedom
Multiple R—squared:　0.6839, Adjusted R—squared:　0.608
F—statistic: 9.014 on 6 and 25 DF,　p—value: 2.744e−05

结果显示，如 weight 变量的最后一列有 "∗"，表示 weight 通过显著性检验；chol 变量的最后一列有 "∗∗∗"，表示 chol 通过显著性检验。其他变量如 glb、chol、tg、hdlc、ldl 都通过显著性检验，说明可以使用向前向后法选择变量建立回归方程。

2. 使用前进法选择变量

使用前进法选择变量的代码如下：

```
>Fitf<−step(Fit,direction="forward")
Start:　AIC=162.5
sbp ~ age + height + weight + alt + ast + ggt + tp + alb + glb +
    ag + bun + cr + ua + glu + chol + tg + hdlc + ldl + bmi
>summary(Fitf)
```

结果输出如下：

```
Call:
lm(formula = sbp ~ age + height + weight + alt + ast + ggt +
    tp + alb + glb + ag + bun + cr + ua + glu + chol + tg + hdlc +
    ldl + bmi, data = tb)
Residuals:
    Min       1Q    Median      3Q      Max
−11.0924  −5.1966   0.7988   4.1838  13.2255
```

Coefficients:

	Estimate	Std. Error	t value	Pr(>|t|)
(Intercept)	−157.04156	431.57828	−0.364	0.7223
age	−0.29998	0.30408	−0.987	0.3434
height	1.20781	2.50920	0.481	0.6389
weight	−2.83172	3.95536	−0.716	0.4877
alt	−0.54479	0.46969	−1.160	0.2687
ast	0.60552	0.93373	0.648	0.5289
ggt	0.04760	0.16569	0.287	0.7788
tp	−4.84936	65.04390	−0.075	0.9418
alb	5.86494	64.35782	0.091	0.9289
glb	7.44688	67.02246	0.111	0.9134
ag	14.54543	85.73382	0.170	0.8681
bun	−0.60107	2.80118	−0.215	0.8337
cr	0.04844	0.27094	0.179	0.8611
ua	0.02364	0.05730	0.413	0.6872
glu	1.64138	3.03060	0.542	0.5980
chol	−104.72577	62.47003	−1.676	0.1195
tg	39.85044	21.57417	1.847	0.0895 .
hdlc	125.37921	68.18586	1.839	0.0908 .
ldl	92.68584	61.58027	1.505	0.1582
bmi	4.78339	9.30758	0.514	0.6166

———

Signif. codes: 0 '***' 0.001 '**' 0.01 '*' 0.05 '.' 0.1 ' ' 1

Residual standard error: 11.07 on 12 degrees of freedom

Multiple R—squared: 0.7702, Adjusted R—squared: 0.4063

F—statistic: 2.117 on 19 and 12 DF, p—value: 0.09297

输出结果表明，很多自变量都没有通过显著性检验，说明使用前进法选择变量建立回归方程，效果并不好。

3. 使用后退法选择变量

使用后退法选择变量，代码如下：

```
>Fitb<—step(Fit, direction="backward")
```

结果输出如下：

Start：　AIC＝162.5

sbp ~ age ＋ height ＋ weight ＋ alt ＋ ast ＋ ggt ＋ tp ＋ alb ＋ glb ＋
　　ag ＋ bun ＋ cr ＋ ua ＋ glu ＋ chol ＋ tg ＋ hdlc ＋ ldl ＋ bmi

	Df	Sum of Sq	RSS	AIC
－tp	1	0.68	1472.0	160.52
－alb	1	1.02	1472.3	160.52
－glb	1	1.51	1472.8	160.53
－ag	1	3.53	1474.8	160.58
－cr	1	3.92	1475.2	160.59
－bun	1	5.65	1477.0	160.62
－ggt	1	10.12	1481.4	160.72
－ua	1	20.87	1492.2	160.95
－height	1	28.41	1499.7	161.11
－bmi	1	32.38	1503.7	161.20
－glu	1	35.97	1507.3	161.27
－ast	1	51.56	1522.9	161.60
－weight	1	62.84	1534.2	161.84
＜none＞			1471.3	162.50
－age	1	119.32	1590.6	163.00
－alt	1	164.95	1636.3	163.90
－ldl	1	277.76	1749.1	166.03
－chol	1	344.58	1815.9	167.24
－hdlc	1	414.56	1885.9	168.44
－tg	1	418.33	1889.6	168.51

Step：　AIC＝160.52

sbp ~ age ＋ height ＋ weight ＋ alt ＋ ast ＋ ggt ＋ alb ＋ glb ＋ ag ＋
　　bun ＋ cr ＋ ua ＋ glu ＋ chol ＋ tg ＋ hdlc ＋ ldl ＋ bmi

	Df	Sum of Sq	RSS	AIC
－ag	1	2.95	1474.9	158.58
－cr	1	3.89	1475.9	158.60
－bun	1	4.99	1477.0	158.62
－ggt	1	9.52	1481.5	158.72
－alb	1	9.71	1481.7	158.73
－glb	1	18.21	1490.2	158.91

—ua	1	20.19	1492.2	158.95
—height	1	27.74	1499.7	159.11
—bmi	1	31.92	1503.9	159.20
—glu	1	35.72	1507.7	159.28
—ast	1	54.06	1526.0	159.67
—weight	1	63.10	1535.1	159.86
<none>			1472.0	160.52
—age	1	124.10	1596.1	161.11
—alt	1	178.77	1650.8	162.18
—ldl	1	321.16	1793.2	164.83
—chol	1	391.68	1863.7	166.07
—hdlc	1	462.12	1934.1	167.25
—tg	1	462.21	1934.2	167.25

……省略了多步中间计算结果

Step: AIC=146.7

sbp ~ weight + glb + chol + tg + hdlc + ldl

	Df	Sum of Sq	RSS	AIC
<none>			2023.7	146.70
—glb	1	360.50	2384.2	149.95
—weight	1	571.56	2595.3	152.66
—ldl	1	1483.96	3507.7	162.30
—chol	1	1700.52	3724.2	164.22
—hdlc	1	2110.51	4134.2	167.56
—tg	1	2665.42	4689.1	171.59

　　由于 trace 的默认值为"TRUE"，未设置即为默认值，跟踪中间计算结果被显示。

　　对建立的线性回归模型进行显示的代码如下：

>summary(Fitb)

　　结果输出如下：

Call:

lm(formula = sbp ~ weight + glb + chol + tg + hdlc + ldl, data = tb)

Residuals:

Min	1Q	Median	3Q	Max
—14.2296	—4.3122	—0.8933	3.3604	18.7782

Coefficients：

	Estimate	Std. Error	t	value Pr(> | t |)
(Intercept)	135. 2191	27. 6405	4. 892	4. 93e−05***
weight	−0. 7506	0. 2825	−2. 657	0. 01353*
glb	1. 2298	0. 5828	2. 110	0. 04501*
chol	−137. 1192	29. 9166	−4. 583	0. 00011***
tg	52. 0481	9. 0704	5. 738	5. 60e−06***
hdlc	157. 8202	30. 9082	5. 106	2. 83e−05***
ldl	126. 2863	29. 4951	4. 282	0. 00024***

———

Signif. codes：　0 '***' 0. 001 '**' 0. 01 '*' 0. 05 '.' 0. 1 ' ' 1
Residual standard error：8. 997 on 25 degrees of freedom
Multiple R−squared：　0. 6839, Adjusted R−squared：　0. 608
F−statistic: 9. 014 on 6 and 25 DF，　p−value: 2. 744e−05

输出结果表明，回归系数的显著性有很大提高，所有检验都是显著的，由此得到回归模型：

$$y = 135.2191 - 0.7506weight + 1.2298glb - 137.1192chol + 52.0481tg + 157.8202hdlc + 126.2863ldl$$

9.3.4　回归诊断

回归诊断主要判断：误差项是否满足独立性、等方差性和正态性；自变量之间是否存在高度相关，即是否有多重共线性；是否存在异常样本。

1. 残差分析

残差是指实际观测值与模型拟合值之间的差值。残差分析是通过对回归模型拟合数据的残差进行分析，深入了解数据与模型之间的关系，以评价样本资料是否满足回归模型的假定。残差分析主要检验模型的误差是否满足正态性和方差齐性。

使用下面的代码绘制残差图，得到的结果如图9-6所示。

```
>par(mfrow=c(2,2))
>plot(Fitb,which=c(1:4))
```

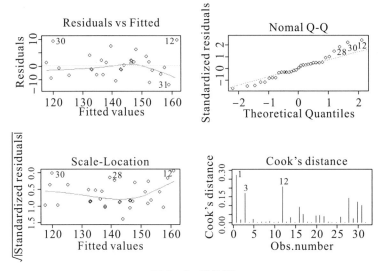

图 9−6　残差图

如图 9−6 所示，左侧的上下两图分别为残差 e_i 与拟合值 $\hat{y}$、标准化残差的绝对值的平方根与拟合值 $\hat{y}$ 之间的散点图。对于拟合值 $\hat{y}$ 为横坐标的残差图而言，若模型基本假定成立，则 95% 的点 $(\hat{y}, e_i)$ 应随机分布于 $e_i = \pm 1$ 的带状区间内，而且 n 个点的散布应该是无规则的。当残差图中的散点呈现某种规律或趋势时，就可以对模型的假设提出质疑。这两个散点图中还标出了采用局部加权散点平滑法获得的 1 个回归曲线，可以看出误差项是否等方差。图 9−6 中右上图是残差的 Nomal Q−Q 图，如果残差都规律地落在对角线上，说明残差项服从正态分布，显然，从图中可以看出残差不服从正态分布。标记的第 12 个、第 28 个、第 30 个样本可能是异常点。图 9−6 中右下图是 Cook's distance 距离图，Cook's distance 可以识别数据中的强影响点，该图标示出第 1 个、第 3 个、第 12 个观测点为强影响点。

2. 异方差性

car 程序包中的 nvcTest() 函数和 spreadLevelPlot() 函数可以用来判断误差的等方差性，如：

>library(car)
>ncvTest(Fitb)

结果输出如下：

Non−constant Variance Score Test
Variance formula: ～ fitted. values
　　Chisquare = 0.4837813, Df = 1, p = 0.48671

以［例 9.2］的结果 Fitb 为参数，代入 nvcTest() 函数，以上输出结果中 P 值大于 0.05，所以接受是等方差的原假设。

spreadLevelPlot() 函数创建了一个学生化残差与拟合值的散点图，称为分布水平图，若分布水平图出现一条水平线，则表示误差的等方差假定基本满足。

使用 spreadLevelPlot() 函数创建学生化残差与拟合值的散点图的代码如下：

＞spreadLevelPlot(Fitb)

结果输出如下：

Suggested power transformation: 0.7065723

结果如图 9-7 所示，回归直线稍微倾斜，说明误差项存在异方差。如果不满足等方差假定，spreadLevelPlot() 函数给出幂函数变换的幂次。如上结果 Suggested power transformation：0.7065723，即是对被解释变量进行幂函数变换处理后，再建立模型，误差项的等方差假定将得到满足。

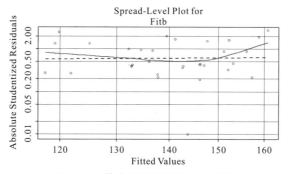

图 9-7　等方差假定的分布水平图

3. 多重共线性的诊断

前面已经讲解了用方差膨胀因子来进行多重共线性的诊断，这里介绍用条件数法、特征根法来对多重共线性进行诊断。

（1）条件数法。

假设矩阵 $\boldsymbol{X}^{\mathrm{T}}\boldsymbol{X}$ 的 p 个特征根分别是 λ_1，λ_2，$\cdots$，λ_p，其中，最大特征根计为 $\lambda_{\max}$，称 $Kappa = \sqrt{\dfrac{\lambda_{\max}}{\lambda_j}}$，$j=1$，2，$\cdots$，$p$ 为特征根 λ_j 的条件数。当矩阵 $\boldsymbol{X}^{\mathrm{T}}\boldsymbol{X}$ 的特征根非常接近零时，该特征根所对应的条件数 $Kappa$ 趋于无穷大。记 $Kappa = \max\{Kappa_j\}$，当 $0 < Kappa < 10$ 时，认为矩阵 $\boldsymbol{X}$ 不存在多重共线性；当 $10 \leqslant Kappa < 100$ 时，矩阵 $\boldsymbol{X}$ 存在较强的多重共线性；当 $Kappa \geqslant 100$ 时，矩阵 $\boldsymbol{X}$ 存在非常严重的多重共线性。

在 R 语言中，通常用 cor() 函数和 kappa() 函数配合来发现变量之间的多重共线性：

```
>datacor<−cor(tb[1:19])
>kappa(datacor, exact=TRUE)
[1] 175522.3
```

由于 $Kappa=175522.3$，远远大于 1000，说明解释变量之间存在严重的多重共线性。

（2）特征根法。

除了条件数法，多重共线性还可以使用特征根法来诊断。由于［例 9.2］中有 19 个解释变量，计算数据量很大，这里仅选取其中几列做方法说明。使用特征根法来诊断多重共线性的代码如下：

```
>tb1<−data.frame(age=tb$age, height=tb$height, weight=tb$weight, bmi=tb$bmi,
sbp=tb$sbp)
>XX<−cov(tb1[1:4])
>eigen(XX)
```

输出结果如下：

```
eigen( ) decomposition
$values
[1] 226.55458262  48.73551016  35.22721493   0.06035348
$vectors
          [,1]          [,2]          [,3]          [,4]
[1,]   0.93073736   −0.3655889   0.008485495   −0.0008418883
[2,]  −0.07146658   −0.2044771  −0.947484878    0.2352743767
[3,]  −0.33818900   −0.8573726   0.118823055   −0.3693528436
[4,]  −0.11936788   −0.2990754   0.296785248    0.8990126450
```

其中，这个矩阵的特征向量为：

```
$values
[1] 226.55458262  48.73551016  35.22721493   0.06035348
```

很显然，第 4 个特征值非常小，即 $\lambda_{min}=0.06035348$，非常接近于 0，说明这 4 个解释变量之间存在多重共线性。

将这个矩阵化为单位矩阵：

```
$vectors
          [,1]        [,2]          [,3]          [,4]
[1,]   0.93073736  −0.3655889   0.008485495   −0.0008418883
```

[2,] −0.07146658	−0.2044771	−0.947484878	0.2352743767
[3,] −0.33818900	−0.8573726	0.118823055	−0.3693528436
[4,] −0.11936788	−0.2990754	0.296785248	0.8990126450

在利用最小二乘法对线性回归进行分析时，应尽量避免多重共线性问题。当预计出现多重共线性问题时，可以使用 step() 函数选择变量来避免。

4. 影响分析

在实际应用中，常常会出现一个或多个样本的观测值与模型不相符的情形，但模型拟合于大多数数据。如果一个样本不遵从某个模型，但其余数据遵从这个模型，则称该样本点为强影响点。

可以调用 influence.measures() 函数得到回归诊断结果：

> influence.measures(Fitb)

	dfb.1_	dfb.wght	dfb.glb	......	dfb.ldl	dffit	cov.r	cook.d	hat	inf
1	−0.58571	0.06842	−0.17164	......	0.450893	−1.39749	1.898	2.73e−01	0.5519	*
2	−0.16945	0.00015	0.03615	......	−0.103566	0.33608	1.884	1.67e−02	0.3376	*
3	0.67381	−0.41408	−0.41621	......	−0.273816	−1.11334	0.965	1.67e−01	0.3247	
4	−0.02550	0.02472	−0.04486	......	0.028662	0.10754	1.795	1.72e−03	0.2656	
5	0.02860	0.15796	0.05322	......	0.164061	−0.36843	1.276	1.96e−02	0.1556	
6	−0.00205	0.00184	0.00302	......	−0.000622	−0.00485	1.682	3.51e−06	0.2088	
7	−0.00662	−0.12774	0.05096	......	−0.043493	0.16950	1.688	4.26e−03	0.2329	
	......									
26	−0.07048	0.23963	−0.24458	......	−0.058197	−0.46716	1.440	3.16e−02	0.2415	
27	0.07339	−0.00574	−0.06660	......	0.048473	0.12743	1.394	2.40e−03	0.0898	
28	0.07800	0.21812	0.15483	......	0.244285	1.04033	0.657	1.40e−01	0.2327	
29	0.00138	−0.04408	−0.03302	......	−0.100737	0.38629	2.519	2.21e−02	0.4946	*
30	−0.02251	0.33070	0.01989	......	−0.524001	0.98504	0.373	1.18e−01	0.1508	
31	0.11308	−0.20084	−0.33297	......	−0.532027	−0.87123	0.653	9.91e−02	0.1845	
32	−0.01357	−0.05173	−0.01580	......	−0.064949	−0.12074	1.442	2.16e−03	0.1086	

其中，dfb.1_ 列对应常数，dfb.wght，dfb.glb，......，dfb.ldl 列对应各个变量，dffit 列是 dffit 准则值，cov.r 列是 COVRATIO 准则值，cook.d 列是 Cook 距离值，hat 列是帽子值（即高杠杆值，指解释变量取值异常的点，高杠杆值点对回归模型的估计常会产生较大影响），inf 列为影响点记号，强影响点标注为 *。

使用 car 包中的 influencePlot() 函数绘制出异常点，可使用以下代码实现：

> influencePlot(Fitb)

结果输出如下：

	StudRes	Hat	CookD
1	−1.2592449	0.5518958	0.27261083

12	2.6005458	0.2073953	0.20544092
29	0.3904648	0.4946228	0.02206494
30	2.3372565	0.1508293	0.11761753

同时，在 Rstudio 平台的 plot 选项卡中显示影响图，如图 9—8 所示。

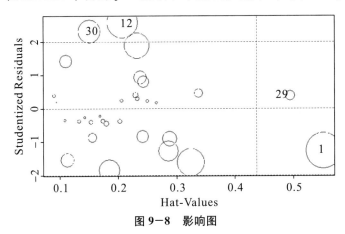

图 9—8　影响图

如图 9—8 所示，横坐标是高杠杆值，虚线代表 2 倍与 3 倍的平均杠杆值，纵坐标为学生化残差，虚线标出了 +2 和 −2 的学生化残差的位置；气泡的大小表示 Cook 距离的大小，越大的气泡对应的观测值对回归模型的影响越大。由图 9—8 可知，第 1 号、第 12 号、第 29 号、第 30 号观测点的 Cook 距离较大。

当识别出异常点或强影响点时，应先分析它们产生的原因或背景，而后采取合适的措施来处理，如改正数据错误、删除异常点、降低异常点权重、变换数据、更换模型或收集更多数据。

第 10 章　Logistic 回归分析

多重线性回归模型要求因变量是连续型的正态分布变量，并且自变量与因变量呈线性关系。当因变量是分类变量，且自变量与因变量不呈线性关系时，不能用多重线性回归模型，而常常使用 Logistic 回归模型。

10.1　二分类的多重 Logistic 回归

在医学研究中，被解释变量 y 只有 2 个可能的结果，取值为：$y=1$（出现阳性结果，如发病），$y=0$（出现阴性结果，如未发病），另有 m 个自变量 x_1，x_2，$\cdots$，x_m，设 $p=p(y=1\mid x_1,x_2,\cdots,x_m)$ 为在 m 个自变量作用下，阳性结果发生的概率，$1-p$ 为阴性结果发生的概率，$p/(1-p)$ 称为优势（odds），logit p 是 odds 的对数，即可得 Logistic 回归模型：

$$\text{logit } p = \ln\left(\frac{p}{1-p}\right) = \beta_0 + \beta_1 x_1 + \beta_2 x_2 + \cdots + \beta_m x_m$$

整理后可以得到 Logistic 回归模型的其他几种表达形式：

$$p = p(x_1, x_2, \cdots, x_m) = \frac{e^{\beta_0 + \beta_1 x_1 + \beta_2 x_2 + \cdots + \beta_m x_m}}{1 + e^{\beta_0 + \beta_1 x_1 + \beta_2 x_2 + \cdots + \beta_m x_m}}$$

无论 x_1，x_2，$\cdots$，x_m 取何值，均可使 p 的取值在 $[0,1]$ 之内。模型中各参数 β_0，β_1，β_2，$\cdots$，β_m 称为 Logistic 回归系数。

下面以［例 10.1］来说明二分类的多重 Logistic 回归模型的使用。

【例 10.1】某研究者收集了 101 名体检者的体检资料，资料中共包含 4 个变量，各个变量的具体含义如下：

sbp（收缩压）：连续变量。

sex（性别）：1 代表男性，2 代表女性。

age（年龄）：连续变量。

本例数据参见电子文件

example10_1.csv

department（工作部门）：1 代表机关，2 代表教师，3 代表后勤，4 代表退休。①

10.1.1 数据读取

读取建立二分类的多重 Logistic 回归模型的数据，代码如下：

```
>setwd("F:\Rbookdata")
>data1<-read.csv("example10_1.csv",header=TRUE)
>str(data1)
'data.frame' :101 obs. of  6 variables:
$ sbp       : int   118 130 148 130 144 125 130 150 120 130 ...
$ sex       : Factor w/ 2 levels "1","2": 2 2 2 2 2 2 2 2 2 2 ...
$ age       : int  38 34 66 48 59 29 52 82 57 75 ...
$ department: Factor w/ 4 levels "1","2","3","4": 3 3 4 2 4 3 1 4 2 4 ...
$ sbpgroup  : num   0 0 1 0 1 0 0 1 0 0 ...
$ agegroup  : Factor w/ 3 levels "young","middle",..: 1 1 3 2 2 1 2 3 2 3 ...
```

10.1.2 数据整理

如果收缩压是结果变量，需要将其转化为 0，1 的形式，$sbp<140$ mmHg 时为正常收缩压，转化为 0，$sbp \geqslant 140$ mmHg 时为高血压，转化为 1；对于年龄，如果 $age<45$ 岁，年龄设置为 young，如果 45 岁 $\leqslant age<60$ 岁，年龄设置为 middle，如果 $age \geqslant 60$ 岁，年龄设置为 old。数据转换代码为：

```
>data1$sbpgroup[data1$sbp<140]<-0
>data1$sbpgroup[data1$sbp>=140]<-1
>data1$sbpgroup
 [1] 0 0 1 0 1 0 0 1 0 0 1 1 0 1 0 1 0 1 1 1 1 1 0 1 1 1 1 1 0 1 1 0 1 1 0 1 1 0 0 1 0 0
[43] 1 1 0 1 0 0 1 1 1 0 0 0 0 1 1 0 1 0 1 0 1 1 1 0 0 0 1 0 1 1 0 0 1 1 0 0 0 1 1 1 1 0 0 1
[85] 0 1 1 0 1 1 0 1 0 0 1 0 1 1 0 1 0
>data1$agegroup[data1$age<45]<-"young"
>data1$agegroup[data1$age>=45 & data1$age<60]<-"middle"
>data1$agegroup[data1$age>=60 ]<-"old"
>data1$agegroup
 [1] young   young   old   middle middle young   middle old   middle old   old   old
[13] young   old   middle old   middle middle old   old   old   old   young   middle
```

① 数据是为讲解 Logistic 回归模型编写的，并不是真实体检数据。

[25] old　old　old　middle young　old　middle middle old　middle old　old

[37] middle old　young　old　old　old　old　old　young　old　young　old

[49] old　old　old　young　young　old　old　old　middle old　old　young

[61] old　middle old　middle young　middle old　middle young　old　young　old

[73] old　middle young　middle old　old　old　old　old　middle old　middle

[85] middle old　middle young　old　old　young　old　old　young　middle middle

[97] old　old　middle middle middle

10.1.3　查看各变量频数分布

通过 epiDisplay 包查看各变量频数分布：

```
># install. packages("epiDisplay")
>library(epiDisplay)
>tab1(data1$sex)
```
data1$sex :

	Frequency	Percent	Cum. percent
1	51	50. 5	50. 5
2	50	49. 5	100. 0
Total	101	100. 0	100. 0

结果表明，有男性 51 人（50.5％），女性 50 人（49.5％）。

使用 tab1()函数求各个年龄组的人数和所占百分数，代码如下：

```
>tab1(data1$agegroup)
```
data1$agegroup：

	Frequency	Percent	Cum. percent
young	19	18. 8	18. 8
middle	29	28. 7	47. 5
old	53	52. 5	100. 0
Total	101	100. 0	100. 0

结果表明，$age<45$ 岁的 young 组有 19 人（18.8％），45 岁$\leqslant age<60$ 岁的 middle 组有 29 人（28.7％），$age\geqslant60$ 岁的 old 组有 53 人（52.5％）。

使用 tab1()函数求各个部门的人数和所占百分数，代码如下：

```
>tab1(data1$department)
```
data1$department：

	Frequency	Percent	Cum. percent
1	14	13. 9	13. 9

	2	15	14.9	28.7
	3	13	12.9	41.6
	4	59	58.4	100.0
Total		101	100.0	100.0

结果表明，机关组有 14 人（13.9%），教师组有 15 人（14.9%），后勤组有 13 人（12.9%），退休组有 59 人（58.4%）。

使用 tab1() 函数求收缩压小于 140 mmHg 和收缩压大于或等于 140 mmHg 的人数和所占百分数，代码如下：

```
>tab1(data1$sbpgroup)
data1$sbpgroup :
```

	Frequency	Percent	Cum. percent
0	46	45.5	45.5
1	55	54.5	100.0
Total	101	100.0	100.0

结果表明，收缩压小于 140 mmHg 的有 46 人（45.5%），收缩压大于或等于 140 mmHg 的有 55 人（54.5%）。

10.1.4　绘制盒状图

使用 boxplot() 函数绘制年龄与收缩压关系的盒状图的代码如下：

```
>boxplot(age~sbpgroup,data=data1,main="age")
```

如图 10−1 所示，年龄与收缩压有较强关系。

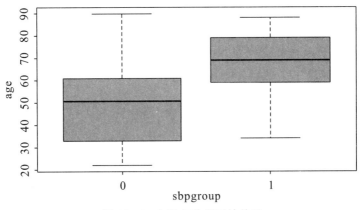

图 10−1　年龄与收缩压的关系

10.1.5　设置因子变量

使用 factor() 设置因子变量，代码如下：

```
>data1$sex＝factor (data1$sex)
>data1$agegroup＝factor(data1$agegroup, levels = c("young", "middle", "old"))
>data1$department＝factor(data1$department)
```

其中，levels = c("young"，"middle"，"old")为设置年龄因子水平。

10.1.6　模型建立

下面，使用广义线性模型来建立 Logistic 回归模型，调用格式为：

```
glm(formula, family = binomial, data, ...)
```

其中，formula 为公式；family 为误差函数的分布族和模型中使用的连接函数，如果建立 Logistic 回归模型，设置 family = binomial，即使用二项分布误差函数；data 为提供数据的数据集。

使用广义线性模型来建立 Logistic 回归模型的代码如下：

```
>model0<－glm(sbpgroup~1, family＝binomial, data＝data1)
>model1 < － glm (sbpgroup ~ sex ＋ agegroup ＋ department, family = binomial, data = data1)
```

上述两句代码分别建立了 Logistic 空模型 model0 和全模型 model1。

下面对两个模型做方差分析：

```
>anova(model0, model1)
```

结果输出如下：

```
Analysis of Deviance Table
model 1: sbpgroup ~ 1
model 2: sbpgroup ~ sex + agegroup + department
    Resid. Df Resid. Dev Df Deviance
1        100     139.213
2         94      97.545  6   41.668
```

可以看出，广义似然比检验的统计量为两个模型之差，即 41.668。在原假设下，它应该服从卡方分布，自由度为两个模型的自由参数之差，即 $100-94=6$。可以用如下代码计算模型的整体显著性水平：

```
>1－pchisq(41.668, 6)
[1]2.138235e－07
```

由此可知，$P<0.05$，该模型的整体高度显著。在所考虑的 3 个自变量中，至少有一个自变量与高血压显著相关，换句话说，至少有一个自变量对方程的贡

献是显著的。

显示 model1 模型的结果，代码如下：

>summary(model1)

输出结果如下：

Call:

glm(formula = sbpgroup ~ sex + agegroup + department, family = binomial, data = data1)

Deviance Residuals:

Min	1Q	Median	3Q	Max
−1.8930	−0.5086	0.6039	0.7811	2.0539

Coefficients:

	Estimate	Std. Error	z value	Pr(>|z|)	
(Intercept)	−4.3835	1.5227	−2.879	0.00399	**
sex2	−0.2029	0.5307	−0.382	0.70228	
agegroupmiddle	2.4035	1.1741	2.047	0.04066	*
agegroupold	1.8249	1.6588	1.100	0.27128	
department2	2.4404	1.2084	2.020	0.04343	*
department3	1.5439	1.3876	1.113	0.26584	
department4	3.7923	1.5816	2.398	0.01650	*

———

Signif. codes: 0 '***' 0.001 '**' 0.01 '*' 0.05 '.' 0.1 ' ' 1

(Dispersion parameter for binomial family taken to be 1)

Null deviance: 139.213 on 100 degrees of freedom

Residual deviance: 97.545 on 94 degrees of freedom

AIC: 111.54

Number of Fisher Scoring iterations: 5

summary()函数输出广义线性模型的结果，第一部分给出模型使用的公式，第二部分给出了离差的分布，第三部分给出回归系数、标准误和显著性检验结果，第四部分给出模型的 AIC 值和迭代次数，其中 AIC 值可以度量模型拟合的好坏。

10.1.7 自变量的选取

与线性回归模型相似，可以使用 step()函数完成自变量筛选，代码如下：

>model2<−step(model1,trace=FALSE)

>summary(model2)

输出结果如下：

Call:

glm(formula = sbpgroup ~ agegroup + department, family = binomial,
　　　data = data1)

Deviance Residuals:

Min	1Q	Median	3Q	Max
−1.8930	−0.4973	0.6039	0.7502	2.0788

Coefficients:

	Estimate	Std. Error	z	value Pr(> | z |)
(Intercept)	−4.448	1.519	−2.929	0.0034 **
agegroupmiddle	2.421	1.179	2.053	0.0400 *
agegroupold	1.935	1.641	1.180	0.2382
department2	2.410	1.206	1.999	0.0456 *
department3	1.549	1.387	1.117	0.2641
department4	3.637	1.527	2.382	0.0172 *

———

Signif. codes:　0 '***' 0.001 '**' 0.01 '*' 0.05 '.' 0.1 ' ' 1

(Dispersion parameter for binomial family taken to be 1)

　　Null deviance: 139.213　on 100　degrees of freedom

Residual deviance:　97.692　on　95　degrees of freedom

AIC: 109.69

Number of Fisher Scoring iterations: 5

10.1.8　结果汇总输出

创建一个函数 formatFit.R，实现结果汇总输出，代码如下：

```
formatFit <− function(fit){
        #取 P 值
        p <− summary(fit)$coefficients[,4]
        #wald 值
        wald <− summary(fit)$coefficients[,3]^2
        #B 值
        valueB <− coef(fit)
        #OR 值
        valueOR <− exp(coef(fit))
        #OR 值得95%CI
        confitOR <− exp(confint(fit))
```

```
data. frame(
    B＝round(valueB, 3),
    Wald＝round(wald, 3),
    OR_with_CI＝paste(round(valueOR, 3), "(",
                        round(confitOR[, 1], 3), "～", round
(confitOR[, 2], 3), ")", sep＝""),
    P＝format. pval(p, digits ＝ 3, eps＝0. 001)
    )
}
```

调用该函数：

```
＞result＜－formatFit(model2)
＞result
```

输出结果如下：

	B	Wald	OR_with_CI	P
(Intercept)	−4. 448	8. 580	0. 012(0～0. 137)	0. 0034
agegroupmiddle	2. 421	4. 216	11. 254(1. 523～237. 602)	0. 0400
agegroupold	1. 935	1. 391	6. 926(0. 201～242. 324)	0. 2382
department2	2. 410	3. 996	11. 135(1. 41～241. 86)	0. 0456
department3	1. 549	1. 247	4. 707(0. 341～125. 577)	0. 2641
department4	3. 637	5. 676	37. 982(2. 828～1566. 893)	0. 0172

结果表明，年龄（45 岁≤age<60 岁，middle 组）的收缩压的优势比约为年龄（age<45 岁，young 组）的 11. 254 倍（P<0. 05），教师组的收缩压的优势比约为机关组的 11. 135 倍(P<0. 05)，退休组的收缩压的优势比约为机关组的 37. 982 倍(P<0. 05)。

在多因素 Logistic 回归模型中，$OR_i＝e^{\beta_i}$，β_i 称为偏回归系数。

当 $\beta_i＝0$ 时，$OR_i＝1$，表示该自变量的变化对因变量的变化没有影响，即该自变量不是危险因素，也不是保护因素。

当 $\beta_i>0$ 时，$OR_i>1$，表示该自变量的变化可能导致因变量变化的概率上升，$OR_i－1$ 表示由于该自变量的变化而使因变量发生变化的概率增加的部分。

当 $\beta_i<0$ 时，$OR_i<1$，表示该自变量的变化可能导致因变量变化的概率降低。

将输出结果保存到文件中的代码如下：

```
＞write. csv(result, file＝"model2_result. csv")
```

运行上述代码，R 语言开发平台会新建一个文件，文件名为 model2_result. csv，将上述 Logistic 回归模型输出结果保存在内。

10.1.9　预测

Logistic 回归模型可以用于预测体检者将来发病的概率。例如，假设某体检者，性别为男，年龄为 25 岁，在机关工作，可以使用建立的模型预测他将来得高血压的概率：

```
>newdata<-data.frame(sex=1,age=25,department=1)
>newdata$agegroup[newdata$age<45]<-"young"
>newdata$department=factor(newdata$department)
>logit.probs<-predict(model2,newdata = newdata,type="response")
>logit.probs
      1
  0.01156194
```

对于该体检者，其收缩压为高血压的概率为 1.16%。

如果假设预测概率超过 0.5，预测被解释变量 $sbpgroup=1$，即收缩压为高血压；否则 $sbpgroup=0$，即收缩压为正常。

下面假设预测概率超过 0.5，预测体检者是否患高血压，代码如下：

```
>logit.pred=ifelse(logit.probs>0.5,1,0)
>logit.pred
1
0
```

结果为 0，即收缩压正常。

10.1.10　对模型拟合优度的检验

拟合优度检验用于判断实际观测的发生频数分布与 Logistic 回归模型预测的理论频数分布是否相符。常用的拟合优度检验方法有 Hosmer-Lemeshow 检验。可以使用 ResourceSelection 包中的 hoslem. test()函数来进行 Hosmer-Lemeshow 检验：

```
>intall.packages("ResourceSelection")
>library(ResourceSelection)
>hoslem.test(data1$sbpgroup,fitted(model2))
```

结果输出如下：

Hosmer and Lemeshow goodness of fit (GOF) test

data： data1$sbpgroup, fitted(model2)

　　X—squared ＝ 1.2031, df ＝ 8, p—value ＝ 0.9966

10.2　无序多分类反应变量的 Logistic 回归

　　当反应变量有多个水平，且各水平之间没有等级关系时，可以使用 nnet 包中的 multinorm()函数进行无序多分类反应变量的 Logistic 回归分析。下面使用［例 10.2］说明如何使用 nnet 包中的 multinorm()函数进行无序多分类反应变量的 Logistic 回归分析。

　　【例 10.2】某医生研究新生儿体重和产妇妊娠期疾病对新生儿分娩方式的影响，其中变量如下：分娩方式（delivery_mode）分为正常分娩（Natural）、胎吸分娩（Aspiration）、剖宫产（Cesarean），产妇妊娠期疾病（illness）分为无（no）、有（yes），出生体重（weight）分为低体重儿（low）、正常体重儿（middle）、巨大儿（high）。[①]

本例数据参见电子文件
example10_2.csv

10.2.1　读入数据

　　读取电子文件 example10_2.csv 中的数据的代码如下：

```
>setwd("F:\Rbookdata")
>data1<—read.csv("example10_2.csv",header＝TRUE)
>str(data1)
'data.frame':255 obs. of   3 variables:
$ delivery_mode : chr   "Natural" "Natural" "Natural" "Natural" ...
$ illness        : chr   "no" "no" "no" "no" ...
$ weight        : chr   "low" "low" "low" "low" ...
```

10.2.2　设置为因子

　　把已读取数据中的变量设置为因子，代码如下：

```
>data1$delivery_mode＝factor(data1$delivery_mode,levels ＝ c("Natural", "Aspiration", "Cesarean"))
>data1$illness＝factor(data1$illness,levels ＝ c("no", "yes"))
```

_____

① 　本例数据不是临床中的真实数据。

> data1$weight＝factor(data1$weight, levels ＝ c("low", "middle", "high"))

10.2.3 统计频数

对已经读取的数据统计频数，代码如下：

> with(data1, table(illness, delivery_mode))

	delivery_mode		
illness	Natural	Aspiration	Cesarean
no	78	17	65
yes	26	11	58

> with(data1, table(weight, delivery_mode))

	delivery_mode		
weight	Natural	Aspiration	Cesarean
low	32	3	34
middle	54	13	60
high	18	12	29

10.2.4 建立模型

对已经读取的数据建立模型，代码如下：

> install.packages("nnet")

> library(nnet)

> model<－ multinom(delivery_mode ～ illness ＋ weight, data ＝ data1)

\# weights: 15 (8 variable)

initial value 280.146134

iter 10 value 234.418736

final value 234.363962

converged

> summary(model)

Call:

multinom(formula ＝ delivery_mode ～ illness ＋ weight, data ＝ data1)

Coefficients:

	(Intercept)	illnessyes	weightmiddle	weighthigh
Aspiration	−2.4857458	0.4598467	0.93849580	1.876504
Cesarean	−0.2362533	0.9562875	0.03428918	0.230632

Std. Errors:

| | (Intercept) | illnessyes | weightmiddle | weighthigh |

Aspiration	0.6188794	0.4633431	0.6788702	0.7152067
Cesarean	0.2664825	0.2931854	0.3166722	0.4007516

Residual Deviance: 468.7279

AIC: 484.7279

这里只有返回偏回归系数和标准误。

10.2.5　计算偏回归系数的 P 值

由回归系数及其标准误可获得每个系数的 z 值:

```
>z <- summary(model)$coefficients/summary(model)$standard.errors
>z
```

	(Intercept)	illnessyes	weightmiddle	weighthigh
Aspiration	−4.0165267	0.9924541	1.3824377	2.6237220
Cesarean	−0.8865622	3.2617158	0.1082797	0.5754985

使用下面代码可以进一步获得 P 值:

```
>p <- (1 − pnorm(abs(z), 0, 1)) * 2
>p
```

	(Intercept)	illnessyes	weightmiddle	weighthigh
Aspiration	5.906217e−05	0.320976052	0.1668373	0.008697475
Cesarean	3.753147e−01	0.001107401	0.9137738	0.564954199

10.2.6　回归系数的 95% 置信区间

使用 confint() 函数可得到回归系数的 95% 置信区间:

```
>confint(model)
, , Aspiration
```

	2.5 %	97.5 %
(Intercept)	−3.6987273	−1.272764
illnessyes	−0.4482890	1.367982
weightmiddle	−0.3920654	2.269057
weighthigh	0.4747242	3.278283

```
, , Cesarean
```

	2.5 %	97.5 %
(Intercept)	−0.7585495	0.2860428
illnessyes	0.3816546	1.5309203
weightmiddle	−0.5863770	0.6549553
weighthigh	−0.5548268	1.0160907

10.2.7　计算偏回归系数对应的 *OR* 值

使用如下代码计算得到偏回归系数对应的 *OR* 值：

```
>exp(coef(model))
```

	(Intercept)	illnessyes	weightmiddle	weighthigh
Aspiration	0.08326343	1.583831	2.556134	6.530631
Cesarean	0.78958063	2.602018	1.034884	1.259396

10.2.8　结果汇总

结果汇总的代码如下：

```
>library(epiDisplay)
>mlogit.display(model)
```

Outcome ＝delivery_mode; Referent group ＝ Natural

	Aspiration		Cesarean	
	Coeff./SE	RRR(95%CI)	Coeff./SE	RRR(95%CI)
(Intercept)	−2.49/0.619∗∗∗	—	−0.24/0.266	—
illnessyes	0.46/0.463	1.58(0.64,3.93)	0.96/0.293∗∗	2.6(1.46,4.62)
weightmiddle	0.94/0.679	2.56(0.68,9.67)	0.03/0.317	1.03(0.56,1.93)
weighthigh	1.88/0.715∗∗	6.53(1.61,26.53)	0.23/0.401	1.26(0.57,2.76)

Signif. codes: 0 '∗∗∗' 0.001 '∗∗' 0.01 '∗' 0.05 '.' 0.1 ' ' 1

Residual Deviance: 468.73

　　AIC ＝ 484.73

使用 epiDisplay 包中的 mlogit.display() 函数可以得到上述烦琐代码的一个简洁汇总，以正常分娩、妊娠期无疾病的产妇为参照组，则妊娠期有疾病的产妇进行剖腹产的相对危险度为 2.6；以正常分娩、出生体重为低体重儿的产妇为参照组，则出生体重为巨大儿的产妇进行胎吸助产的相对危险度为 6.53。

10.3 有序多分类反应变量的 Logistic 回归

当反应变量为有序多分类反应变量时，如果使用广义 Logistic 回归模型进行无序多分类反应变量的 Logistic 回归分析，将不能考虑反应变量的等级性质，会损失很多有用的信息。为避免这个问题，可以拟合累积 Logistic 回归模型对有序多分类反应变量的 Logistic 回归。

【例 10.3】在某地区对 48 人进行心理健康状况调查，其中变量如下：

心理健康状况（Y）取值有 1，2，3，4，共 4 种状况，1 代表无心理问题，2 代表有轻度心理问题，3 代表有中度心理问题，4 代表有重度心理问题，为有序多值的因变量。

本例数据参见电子文件
example10_3.csv

社会经济地位（X_1）有两个水平，可取值 1 和 2；行为方式评分（X_2）可取值 1，2，3，4，5，6，7，8，9。

试采用有序多分类反应变量的 Logistic 回归模型分析社会经济地位、行为方式评分与心理健康状况的关系。

10.3.1 获取数据

读取电子文件 example10_3.csv 中的数据的代码如下：

```
＞setwd("F:\Rbookdata")
＞data1＜－read.csv("example10_3.csv",header＝TRUE)
＞str(data1)
'data.frame':55 obs. of  3 variables:
$ Y : Factor w/ 4 levels "1","2","3","4": 1 1 1 1 1 1 1 1 1 1 ...
$ X1: int  1 1 1 1 1 0 1 0 1 1 ...
$ X2: int  1 4 3 4 5 0 1 2 3 7 ...
```

10.3.2 频数统计

统计已读取数据的频数的代码如下：

```
＞attach(data1)
＞xtabs(～Y＋X2＋X1)
, , X1 = 0
```

```
   X2
Y  0 1 2 3 4 5 6 7 8 9
1 1 0 2 0 0 0 1 0 0 0
2 0 3 2 1 0 2 0 1 0 0
3 1 1 2 1 0 1 2 0 0 0
4 0 0 2 0 1 1 2 1 0 0
```

, , X1 = 1

```
   X2
Y  0 1 2 3 4 5 6 7 8 9
1 0 3 0 3 2 2 0 1 0 0
2 1 1 1 1 0 1 1 0 1 0
3 0 0 0 0 3 1 0 1 0 0
3 0 1 0 0 0 0 0 0 2 1
```

10.3.3　绘图分析心理健康状况与其他变量的关系

绘图分析心理健康状况与其他变量关系的代码如下：

```
>par(mfrow=c(1,2))
>plot(c(1,4),c(0,1),type="n",xlab="心理健康状况",ylab="Percentage",main="社
会经济地位")
>points(c(1:4),tapply(X1,Y,mean),type="b")
>plot(c(1,4),c(0,9),type="n",xlab="心理健康状况",ylab="Percentage",main="行
为方式评分")
>points(c(1:4),tapply(X2,Y,mean),type="b")
>par(mfrow=c(1,2))
>plot(c(1,4),c(0,1),type="n",xlab="心理健康状况",ylab="百分数",main="社会
经济地位")
>points(c(1:4),tapply(X1,Y,mean),type="b")
>plot(c(1,4),c(0,9),type="n",xlab="心理健康状况",ylab="行为方式评分的平均
分",main="行为方式评分")
> points(c(1:4),tapply(X2,Y,mean),type="b")
```

运行上述代码后，输出图 10-2 所示图片。

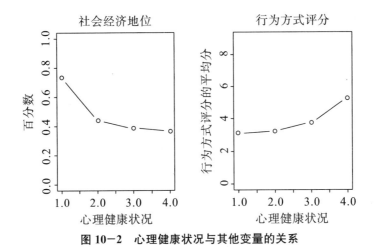

图 10-2　心理健康状况与其他变量的关系

从图 10-2 中可看出，心理健康状况与社会经济地位为负相关，与行为方式评分为正相关。

10.3.4　使用 MASS 包构建有序多分类 Logistic 回归模型

使用 MASS 包提供的 polr() 函数可以进行有序 Logistic 回归或 Probit 回归。用法如下：

♯ pplr() 函数说明：

polr(formula, data, weights, start, ..., subset, na. action, contrasts＝NULL, Hess＝FALSE, model＝TRUE, method＝c("logistic", "probit", "cloglog", "cauchit"))

其中，formula 为回归形式，与 lm() 函数的 formula 参数用法一致；data 为数据集；method 默认为 order logit，选择 probit 时变为 order probit 模型。

代码如下：

```
>data1$Y＝factor(data1$Y)
>m_model <- polr(Y ~ X1 + X2 , data = data1,method＝"logistic", Hess＝TRUE)
>summary(m_model)
```

Call:
polr(formula = Y ~ X1 + X2, data = data1, Hess = TRUE, method = "logistic")

Coefficients:

	Value Std.	Error	t value
X1	−1.3095	0.5268	−2.486
X2	0.3076	0.1147	2.681

Intercepts:

	Value	Std. Error	t value
1 | 2	−0.6453	0.5178	−1.2464
2 | 3	0.7910	0.5122	1.5443
3 | 4	2.0930	0.5868	3.5667

Residual Deviance: 139.7265

AIC: 149.7265

10.3.5　逐步回归

使用 step() 函数进行逐步回归，可以自动地、尽量多地根据程序运行得到的 AIC 值，搜索最优有序多分类 Logistic 回归模型，代码如下：

>logit. aic＝step(m_model, trace＝F)　♯根据 AIC 准则从全模型 logit1中选出最优子模型 probit. aic

>summary(logit. aic)

Call:

polr(formula = Y ~ X1 + X2, data = data1, Hess = TRUE, method = "logistic")

Coefficients:

	Value	Std. Error	t value
X1	−1.3095	0.5268	−2.486
X2	0.3076	0.1147	2.681

Intercepts:

	Value	Std. Error	t value
1 | 2	−0.6453	0.5178	−1.2464
2 | 3	0.7910	0.5122	1.5443
3 | 4	2.0930	0.5868	3.5667

Residual Deviance: 139.7265

AIC: 149.7265

结果表明，只有 X1（行为方式评分）与心理问题的程度有关。

如果心理问题的程度有四个水平，假设 4 个水平的发生概率分别为 p_1，p_2，p_3 和 p_4，且 $p_1＋p_2＋p_3＋p_4＝100\%$，将拟合 3 个累积 Logistic 回归模型：

$$logit1 = \ln \frac{p_1}{p_2 + p_3 + p_4} = -0.6453 - 1.3095X_1 + 0.3076X_2$$

$$logit2 = \ln \frac{p_1 + p_2}{p_3 + p_4} = 0.7910 - 1.3095X_1 + 0.3076X_2$$

$$logit3 = \ln \frac{p_1 + p_2 + p_3}{p_4} = 2.0930 - 1.3095X_1 + 0.3076X_2$$

5. 计算 P 值

计算 P 值的代码如下：

```
>#计算P值## store table
>(ctable <- coef(summary(logit.aic)))
```

	Value	Std. Error	t value
X1	−1.3095349	0.5268231	−2.485720
X2	0.3075909	0.1147421	2.680715
1丨2	−0.6453468	0.5177695	−1.246398
2丨3	0.7910069	0.5122153	1.544286
3丨4	2.0929980	0.5868119	3.566727

```
>## calculate and store p values
>p <- pnorm(abs(ctable[, "t value"]), lower.tail = FALSE) * 2
>## combined table
>(ctable <- cbind(ctable, "p value" = p))
```

	Value	Std. Error	t value	p value
X1	−1.3095349	0.5268231	−2.485720	0.012928951
X2	0.3075909	0.1147421	2.680715	0.007346504
1丨2	−0.6453468	0.5177695	−1.246398	0.212618300
2丨3	0.7910069	0.5122153	1.544286	0.122519022
3丨4	2.0929980	0.5868119	3.566727	0.000361467

10.3.6 计算 *OR* 值和95%置信区间

计算偏回归系数对应的 *OR* 值和95%置信区间，代码如下：

```
>#计算偏回归系数对应的 OR 值
>exp(coef(logit.aic))
        X1          X2
0.2699456   1.3601444
>exp(confint(logit.aic))
        2.5%      97.5%
```

| X1 | 0.09309995 | 0.741908 |
| X2 | 1.09155001 | 1.716375 |

［例 10.3］中的 *OR* 值是"无心理问题对轻度、中度和重度心理问题"，"无、轻度心理问题对中度和重度心理问题"，"无、轻度、中度心理问题对重度心理问题"的优势比。行为方式评分的 *OR* 值大于 1，且 95％置信区间不包含 1，表明行为方式评分值越高，无心理问题的概率越小；社会经济地位越高，有心理问题的概率越小。

1. 平行性假设检验

MASS 包能用 step() 函数进行逐步回归分析，不能进行平行性检验；VGAM 包除能进行累计 Logistic 回归模型的计算外，还能进行累计 Logistic 回归模型的平行性假设检验。

使用 MASS 包进行平行性假设检验，代码如下：

```
>#平行性假设检验
>install.packages("VGAM")
>library(VGAM)
>data1$Y
[1] 1 1 1 1 1 1 1 1 1 1 1 1 1 1 1 1 2 2 2 2 2 2 2 2 2 2 2 2 2 2 2 2 3 3 3 3 3 3 3 3
[41] 3 3 3 3 4 4 4 4 4 4 4 4 4 4
Levels: 1 2 3 4
将 data1$Y 设置为有序因子
>data1$Y<-ordered(data1$Y, labels = c("no","mild", "moderate","severe"))
>data1$Y
[1] no        no        no        no        no        no        no        no
[9] no        no        no        no        no        no        no        mild
[17] mild      mild      mild      mild      mild      mild      mild      mild
[25] mild      mild      mild      mild      mild      mild      mild      moderate
[33] moderate moderate moderate moderate moderate moderate moderate moderate
[41] moderate moderate moderate moderate severe    severe    severe    severe
[49] severe    severe    severe    severe    severe    severe
Levels: no < mild < moderate < severe
```

VGAM 包使用 vglm() 函数来拟合广义线性模型，通过 family 选项制定需要拟合 Logistic 回归模型的类型。使用 vglm() 函数拟合广义线性模型的代码如下：

```
>model.p<-vglm(Y~X1+X2,data=data1,family=cumulative(parallel=TRUE))
```

其中，语句 Y~X1+X2 指定 Y 为结果变量，X1，X2 为自变量，data＝

data1 指定所用数据框为 data1，family＝cumulative(parallel＝TRUE)指定拟合累计 Logistic 回归模型，parallel＝TRUE 指定模型按平行性假设进行拟合。

为了检验模型 model.p 满足累计 Logistic 回归模型的平行性假设，必须建立另外一个非平行模型的假设，其模型的语句与上述形式基本相同，除了设置 parallel＝FALSE，该设置表明模型不满足平行性假设，实际上是拟合多项 Logistic 回归模型，计算结果保存在模型 model.n 中。

例如，检验平行性假设的非平行性模型的代码如下：

```
>model.n<－vglm(Y～X1＋X2,data＝data1,family＝cumulative(parallel＝FALSE))
```

使用函数 lrtest()进行似然比检验，检验两个模型是否有统计学差异。该检验的 H₀ 为平行性模型与非平行性模型的拟合效果一致（即满足平行性假设），H₁ 为平行性模型与非平行性模型的拟合效果不一致。代码如下：

```
>lrtest(model.p,model.n)
Likelihood ratio test
```

Model 1: Y ～ X1 ＋ X2
Model 2: Y ～ X1 ＋ X2

	♯Df	LogLik	Df	Chisq	Pr(>Chisq)
1	160	−69.863			
2	156	−68.736	−4	2.2547	0.689

上述代码显示 P 值为 0.689，表明两个模型的差异性没有统计学意义，因此可以认为模型满足平行性假设条件。

2. 使用 VGAM 包构建有序多分类 Logistic 回归模型

使用 VGAM 包建立的 model.p 模型，构建有序多分类 Logistic 回归模型的代码如下：

```
>VGAM::lrtest(model.p)
Likelihood ratio test
```

Model 1: Y ～ X1 ＋ X2
Model 2: Y ～ 1

	♯Df	LogLik	Df	Chisq	Pr(>Chisq)
1	160	−69.863			
2	162	−75.700	2	11.674	0.002918 **

―――

Signif. codes:　0 '***' 0.001 '**' 0.01 '*' 0.05 '.' 0.1 ' ' 1

　　整体模型的似然比检验的零假设是 H_0：所有的回归系数值 β_i 为 0，采用 lrtest( ) 函数来进行检验，似然比检验结果表明，卡方值为 11.674，P 值为 0.002918，拒绝 H_0，说明并非所有的回归系数值 β_i 都为 0，整体模型成立。

　　可以使用 summary( ) 函数查看构建的有序多分类 Logistic 回归模型的结果，代码如下：

```
>summary(model.p)
```

Call:

vglm(formula = Y ~ X1 + X2, family = cumulative(parallel = TRUE),
    data = data1)

Coefficients:

	Estimate	Std. Error	z value	Pr($>$ | z |)	
(Intercept):1	-0.6454	0.5212	-1.238	0.215668	
(Intercept):2	0.7910	0.5231	1.512	0.130492	
(Intercept):3	2.0930	0.5881	3.559	0.000372	***
X1	1.3095	0.5260	2.490	0.012791	*
X2	-0.3076	0.1125	-2.734	0.006259	**

―――

Signif. codes:　0 '***' 0.001 '**' 0.01 '*' 0.05 '.' 0.1 ' ' 1

Names of linear predictors: logitlink(P[Y$<=$1]), logitlink(P[Y$<=$2]), logitlink(P[Y$<=$3])

Residual deviance: 139.7265 on 160 degrees of freedom

Log-likelihood: -69.8632 on 160 degrees of freedom

Number of Fisher scoring iterations: 5

No Hauck-Donner effect found in any of the estimates

Exponentiated coefficients:

	X1	X2
	3.7044452	0.7352175

　　用 summary( ) 函数显示结果，可以看出，经过 5 次迭代后模型就获得了结

果。模型的对数似然函数值为 -69.8632，自由度为 160，离差 deviance 为 -69.8632，指定的线性预测函数为 3 个，累积 logitlink 函数形式从低等级 1 向高等级 4 累积概率。

所得累积 Logistic 回归模型的 logit 线性形式如下：

$$\text{logit}\,(p\,(Y{\leqslant}1\mid X)) = -0.6454+1.3095X_1-0.3076X_2$$

$$\text{logit}\,(p\,(Y{\leqslant}2\mid X)) = -0.7910+1.3095X_1-0.3076X_2$$

$$\text{logit}\,(p\,(Y{\leqslant}3\mid X)) = 2.0930+1.3095X_1-0.3076X_2$$

记心理问题的 4 个等级为无、轻度、中度、重度的发生概率分别是：$P_1=p(Y=1\mid X)$、$P_2=p(Y=2\mid X)$、$P_3=p(Y=3\mid X)$、$P_4=p(Y=4\mid X)$，则 $P_1=p(Y{\leqslant}1\mid X)$，$P_1+P_2=p(Y{\leqslant}2\mid X)$，$P_1+P_2+P_3=p(Y{\leqslant}3\mid X)$、$P_4=1-P_1-P_2-P_3$，则对应的概率模型形式如下：

$$p(Y{\leqslant}1\mid X)=\exp(-0.6454+1.3095X_1-0.3076X_2)/(1+\exp(-0.6454+1.3095X_1-0.3076X_2))=1/(1+\exp(0.6454-1.3095X_1+0.3076X_2))$$

$$p(Y{\leqslant}2\mid X)=1/(1+\exp(0.7910-1.3095X_1+0.3076X_2))$$

$$p(Y{\leqslant}3\mid X)=1/(1+\exp(-2.0930-1.3095X_1+0.3076X_2))$$

由概率模型形式可以知道，当回归系数 β_i 估计值大于 0 时，自变量 X 的取值越大结果变量高等级的发生概率也越大；当回归系数 β_i 估计值小于 0 时，自变量 X 的取值越大结果变量低等级的发生概率越小。本例中 X_2 的回归系数值为 -0.3076，行为方式评分越高，心理问题变量的中无的发生概率 $p(Y{\leqslant}1\mid X)$ 越小，心理问题变量中重度的发生概率 $p(Y{\geqslant}4\mid X)$ 越大。

可以进一步用 coef() 函数提取回归系数计算各个自变量的 OR 值及其 95% 置信区间。下面用 wald 置信区间近似方法来计算 OR 值的置信区间：

```
>beta<-coef(summary(model.p))
>beta
```

	Estimate	Std. Error	z value	Pr($>\mid$z$\mid$)
(Intercept):1	-0.6453517	0.5212311	-1.238130	0.2156680077
(Intercept):2	0.7910048	0.5230951	1.512163	0.1304924985
(Intercept):3	2.0929849	0.5880663	3.559097	0.0003721319
X1	1.3095335	0.5260175	2.489525	0.0127914050
X2	-0.3075889	0.1125102	-2.733875	0.0062593778

```
>beta<-cbind(beta,OR=exp(beta[,1]),'OR95%CIL'=exp(beta[,1])-1.96*beta[,2],'OR95%CIU'=exp(beta[,1])+1.96*beta[,2])
>beta
```

	Estimate	Std. Error	z value	Pr(>|z|)	OR	OR95%CIL	OR95%CIU
(Intercept):1	−0.6453517	0.5212311	−1.238130	0.2156680077	0.5244781	−0.4971349	1.5460910
(Intercept):2	0.7910048	0.5230951	1.512163	0.1304924985	2.2056116	1.1803452	3.2308780
(Intercept):3	2.0929849	0.5880663	3.559097	0.0003721319	8.1090842	6.9564743	9.2616940
X1	1.3095335	0.5260175	2.489525	0.0127914050	3.7044452	2.6734509	4.7354395
X2	−0.3075889	0.1125102	−2.733875	0.0062593778	0.7352175	0.5146975	0.9557375

可以将 beta 的值保存到文件中，方便使用。例如，将 beta 的值保存到文件 vglmmodel.csv 中，代码如下：

>write.csv(beta,file="vglmmodel.csv")

第 11 章　生存分析

在有些随访研究中，需要考虑观察对象出现某种结局所经历的时间长短。生存分析就是将终点事件的出现与否和出现终点事件所经历的时间结合起来分析的一类统计分析方法。因为不仅考虑了事件是否出现，而且考虑了事件出现的时间长短，所以这类方法也被称为事件时间分析。生存分析起源于医学与生物科学，研究的事件是"生存与死亡"，因此得名。

11.1　生存分析的方法

【例 11.1】为估计 HIV 阳性患者的生存时间，某研究者进行了临床随访研究。研究对象是 2002 年 1 月 1 日至 2004 年 12 月 31 日期间在某市确诊为 HIV 阳性者，随访这些对象直至死于 AIDS 或其并发症（1 为死亡，0 为删失），研究截止日期为 2008 年 12 月 31 日。记录每个研究对象的性别（0 为女，1 为男）、年龄（岁）、用药（0 为不用，1 为用），结果见表 11—1。

表 11—1　100 名 HIV 阳性患者的生存时间及其影响因素

个体 ID	起始日期	终点日期	性别	年龄（岁）	用药	生存时间（月）	生存结局
1	2004—10—07	2005—08—07	0	27	1	10	1
2	2002—06—29	2002—07—29	0	47	1	1	0
3	2004—08—02	2005—01—01	1	40	1	5	1
4	2004—04—05	2007—02—03	1	37	0	34	1
5	2004—10—01	2004—10—31	0	33	1	1	1
6	2003—12—12	2004—01—11	0	42	1	1	1
...	...	...	...	...	...	...	...
99	2003—02—14	2003—10—15	1	32	1	8	1

个体 ID	起始日期	终点日期	性别	年龄（岁）	用药	生存时间（月）	生存结局
100	2004－01－16	2005－03－16	0	30	0	14	1

11.1.1　事件

起始事件：如表 11－1 所示，起始事件为确诊 HIV 阳性。

终点事件/失效事件：如表 11－1 所示，终点事件为死于 AIDS 或其并发症。

11.1.2　生存时间

生存时间为从起始事件到终点事件之间的时间跨度。如表 11－1 所示，生存时间为起始日期至终点日期之间的月数。

其他生存时间，如急性白血病患者从发病到死亡所经历的时间跨度，冠心病患者两次发作之间的时间间隔。

11.1.3　生存结局

根据生存结局的发生情况，生存分析的数据资料常常分为终点事件（如死亡）和删失（其他生存结局）两类。

1. 删失（截尾或终检）

（1）删失是其他终点事件或生存结局。

（2）产生删失的可能原因：

失访：因搬迁等原因失去联系，不知道感兴趣的终点事件何时发生或是否发生。

退出：因各种原因中途退出（如患者不配合等），或死于其他事件，如死于交通事故或其他疾病。

终止：研究至截止日期时，终点事件仍未出现。

2. 删失种类

左删失：如果只知道感兴趣的终点事件会在知晓事件（如截止时间、失访时间、死于其他疾病时间）之前发生，称为左删失。

区间删失：如果只知道感兴趣的终点事件会在某一时间区间内发生，称为区间删失。

右删失：如果只知道感兴趣的终点事件会在知晓事件之后发生，称为右删失。右删失在实际工作中最常见，即大多数情况下获得的删失个体生存时间应该比知晓的时间更长，如表 11-1 中 ID 为 2 的个体的生存时间为 1 个月，因为是删失个体，所以该个体至少可以活 1 个月，记为 $t=1^+$（"$+$"表示个体为右删失）。

3. 生存时间分类

根据是否为删失值，生存时间可分为两类。

完整数据：个体的生存时间可以确切获得。

不完整数据/截尾数据：个体的生存时间为删失值，得不到确切的生存时间。

11.1.4 生存时间的表示

如表 11-2 所示，ID 为 38 的个体，由于失访，为右删失，生存时间表示为 12^+；ID 为 89 的个体，由于到截止日期仍然活着，为右删失，生存时间表示为 61^+。

表 11-2　例 11.1 的 5 个个体的原始记录及其生存时间

个体 ID	起始日期	终点日期	性别	年龄（岁）	用药	终点事件	生存结局	生存时间（月）
4	2004-04-05	2007-02-03	1	37	0	死于 AIDS	1	34
29	2003-03-01	2005-07-28	2	35	0	死于 AIDS	1	29
38	2002-09-05	2003-09-05	2	32	1	失访	0	12^+
78	2002-05-10	2005-12-07	2	26	0	死于 AIDS	1	43
89	2003-11-13	2008-12-31	1	25	0	截止日期	0	61^+

11.2　生存曲线的估计和比较

11.2.1 KM 估计与生存曲线

Kaplan-Meier(KM)估计，又称乘积限估计，适用于小样本或大样本且有精确生存时间的资料。

【例 11.2】survival 包中有一个自带的急性骨髓性白血病生存率数据集，数据集的名称为 aml，以 aml 为例，讲解生存率的估计与生存曲线。

（1）安装 survival 包，查看数据集 aml：

```
>install.packages("survival")
>library(survival)
```

```
>str(aml)
```
'data.frame':23 obs. of　3 variables:
$ time　 : num　9 13 13 18 23 28 31 34 45 48 ...
$ status : num　1 1 0 1 1 0 1 1 0 1 ...
$ x　　 : Factor w/ 2 levels "Maintained","Nonmaintained": 1 1 1 1 1 1 1 1 1 1 ...

如果不知道数据集 aml 各列是什么数据，可以使用下面代码查看：

```
>?aml
```

结果输出如下：

time:survival or censoring time

status:censoring status

x:maintenance chemotherapy given? (factor)

其中，time 是生存时间；status 表示患者在研究截止时的状态，0 表示存活，1 表示死亡；x 表示是否维持了化疗，Maintained 表示维持了化疗，Nonmaintained 表示未维持化疗。

可以调用 Surv() 函数来创建生存对象，调用代码如下：

```
>Surv(aml$time,aml$status)
```

结果输出如下：

```
[1]   9   13   13+   18   23   28+   31   34   45+   48   161+   5   5   8   8   12
[17]  16+  23   27   30   33   43   45
```

上述代码输出结果中，带 "+" 号的表示右删失数据，也可以用下面代码创建上述生存对象：

```
>survobj<-with(aml,Surv(time,status))
>survobj
[1]   9   13   13+   18   23   28+   31   34   45+   48   161+   5   5   8   8
  12
[17]  16+  23   27   30   33   43   45
```

(2) 生存率的 KM 估计。

生存率的 KM 估计可以通过调用 surfit() 函数实现：

```
>survm<-survfit(survobj~1)
```

surfit() 函数的第一个参数为公式，其中 ~1 表示没有自变量。调用 summary() 函数可以得到更多信息：

＞summary(survm)

结果输出如下：

Call：survfit(formula ＝ survobj ～ 1)

time	n. risk	n. event	survival	std. err	lower 95％ CI	upper 95％ CI
5	23	2	0.9130	0.0588	0.8049	1.000
8	21	2	0.8261	0.0790	0.6848	0.996
9	19	1	0.7826	0.0860	0.6310	0.971
12	18	1	0.7391	0.0916	0.5798	0.942
13	17	1	0.6957	0.0959	0.5309	0.912
18	14	1	0.6460	0.1011	0.4753	0.878
23	13	2	0.5466	0.1073	0.3721	0.803
27	11	1	0.4969	0.1084	0.3240	0.762
30	9	1	0.4417	0.1095	0.2717	0.718
31	8	1	0.3865	0.1089	0.2225	0.671
33	7	1	0.3313	0.1064	0.1765	0.622
34	6	1	0.2761	0.1020	0.1338	0.569
43	5	1	0.2208	0.0954	0.0947	0.515
45	4	1	0.1656	0.0860	0.0598	0.458
48	2	1	0.0828	0.0727	0.0148	0.462

其中，survival 为生存函数在生存时间点处的 KM 估计值，同时，输出结果还给出了估计的标准误差和 95％置信区间。

可以使用 plot()函数画出 KM 估计的生存曲线，代码如下：

＞plot(survm, mark. time ＝ TRUE)

输出结果如图 11-1 所示。其中，实线表示 KM 生存曲线，上、下两条虚线分别是置信上限和置信下限，"＋"号表示删失时间。

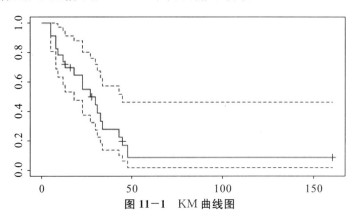

图 11-1　KM 曲线图

11.2.2　生存曲线的比较

在大多数情况下，希望对两组数据进行比较并给出 KM 估计值及其图形比较，如要得到是否持续使用化疗治疗的生存分析，可以使用如下代码：

```
>surv.yn<-survfit(survobj~x,data=aml)
>summary(surv.yn)
```

结果输出如下：

Call: survfit(formula = survobj ~ x, data = aml)

x=Maintained

time	n.risk	n.event	survival	std.err	lower 95% CI	upper 95% CI
9	11	1	0.909	0.0867	0.7541	1.000
13	10	1	0.818	0.1163	0.6192	1.000
18	8	1	0.716	0.1397	0.4884	1.000
23	7	1	0.614	0.1526	0.3769	0.999
31	5	1	0.491	0.1642	0.2549	0.946
34	4	1	0.368	0.1627	0.1549	0.875
48	2	1	0.184	0.1535	0.0359	0.944

x=Nonmaintained

time	n.risk	n.event	survival	std.err	lower 95% CI	upper 95% CI
5	12	2	0.8333	0.1076	0.6470	1.000
8	10	2	0.6667	0.1361	0.4468	0.995
12	8	1	0.5833	0.1423	0.3616	0.941
23	6	1	0.4861	0.1481	0.2675	0.883
27	5	1	0.3889	0.1470	0.1854	0.816
30	4	1	0.2917	0.1387	0.1148	0.741
33	3	1	0.1944	0.1219	0.0569	0.664
43	2	1	0.0972	0.0919	0.0153	0.620
45	1	1	0.0000	NaN	NA	NA

可在同一个图中显示多条生存曲线，有助于生存率的比较，代码如下：

```
>plot(surv.yn,mark.time=T,conf.int=TRUE,lty=c(1,2),col=c("blue","red"))
>legend(100,.8,legend=c("Maintained","Nomaintained"),lty=c(1,2),col=c("blue","red"))
```

结果输出如图 11-2 所示。

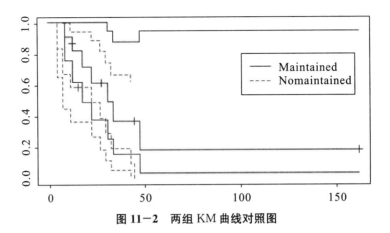

图 11-2   两组 KM 曲线对照图

Survminer 包中的 ggsurvplot()函数提供了更丰富的图形输出,代码如下:

＞install. packages("survminer")

＞library(survminer)

＞ggsurvplot(surv. yn, data＝aml, pval＝TRUE)

结果输出如图 11-3 所示。

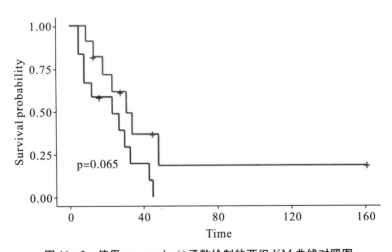

图 11-3   使用 ggsurvplot()函数绘制的两组 KM 曲线对照图

从图 11-2、图 11-3 可以看出,维持化疗的生存率高于不维持化疗。但这种差异是偶然的还是由是否维持化疗引起的,需要进行统计学检验。R 语言中的 survdiff()函数可以用来检验两条或多条生存曲线是否存在差别,代码如下:

＞survdiff(survobj～x, data＝aml)

　　结果输出如下：

Call:

survdiff(formula ＝ survobj ～ x, data ＝ aml)

	N	Observed	Expected	(O－E)^2/E	(O－E)^2/V
x＝Maintained	11	7	10.69	1.27	3.4
x＝Nonmaintained	12	11	7.31	1.86	3.4

　　　　Chisq＝ 3.4　on 1 degrees of freedom, p＝ 0.07

　　输出结果表明，P 值为 0.07，大于 0.05，是否维持化疗的生存率的差异没有统计学意义，说明被研究的对象生存结果可能存在其他影响因素。

11.3　Cox 回归

11.3.1　Cox 回归模型

　　基本 Cox 模型的表达式为：
$$h(t)=h_0(t)\exp(\beta_1 X_1+\beta_2 X_2+\cdots+\beta_p X_p) \tag{11-1}$$
式中，X_1，X_2，$\cdots$，X_p 为协变量或影响因素；$h(t)$ 为具有协变量 X_1，X_2，$\cdots$，X_p 的个体在 t 时刻的风险函数，表示 t 时刻存活的个体在 t 时刻的瞬时死亡率；$h_0(t)$ 为 $X_1=X_2=\cdots=X_p=0$ 时 t 时刻的风险函数，称为基准风险函数；β_1，β_2，$\cdots$，β_p 为各协变量所对应的回归系数，需由样本资料做出估计。

　　式（11-1）可以转换为
$$\ln[h(t)/h_0(t)]=\beta_1 X_1+\beta_2 X_2+\cdots+\beta_p X_p \tag{11-2}$$
式中，ln 表示底数为 e 的对数符号。

　　因此，Cox 回归模型中，协变量对生存时间的影响是通过风险函数和基准风险函数的比值反映的，其中的风险函数和基准风险函数是未知的。在完成参数估计的情况下，可对基准风险函数和风险函数做出估计，并可计算每一个时刻的生存率。

11.3.2　实例分析

　　【例 11.3】以 survival 中自带的肺癌数据集 lung 为例，讲解 Cox 回归模型。

　　读取 survival 中自带的肺癌数据集 lung 中的数据，代码如下：

＞str(lung)

　　'data.frame'：　228 obs. of　10 variables：

```
$ inst       : num   3 3 3 5 1 12 7 11 1 7 ...
$ time       : num   306 455 1010 210 883 ...
$ status     : num   2 2 1 2 2 1 2 2 2 2 ...
$ age        : num   74 68 56 57 60 74 68 71 53 61 ...
$ sex        : num   1 1 1 1 1 1 2 2 1 1 ...
$ ph. ecog   : num   1 0 0 1 0 1 2 2 1 2 ...
$ ph. karno  : num   90 90 90 90 100 50 70 60 70 70 ...
$ pat. karno : num   100 90 90 60 90 80 60 80 80 70 ...
$ meal. cal  : num   1175 1225 NA 1150 NA ...
$ wt. loss   : num   NA 15 15 11 0 0 10 1 16 34 ...
>?lung
```

显示以下内容：

inst: Institution code   ♯机构编号

time: Survival time in days   ♯生存时间，单位：天

status: censoring status 1＝censored, 2＝dead   ♯表示删失或死亡(删失为1,死亡为2)

age: Age in years   ♯年龄

sex: Male＝1 Female＝2   性别：男性为1,女性为2

ph. ecog: ECOG performance score as rated by the physician. 0＝asymptomatic, 1＝symptomatic but completely ambulatory, 2＝in bed ＜50% of the day, 3＝in bed ＞50% of the day but notbedbound, 4＝bedbound

　　　　　　♯生存状态评分：0＝无症状,1＝有症状但完全可以活动,2＝卧床时间＜50%,3＝卧床时间＞50%但不上床,4＝上床

ph. karno: Karnofsky performance score (bad＝0－good＝100) rated by physician

　　　　　　♯医生给出的远期生活质量评分 Karnofsky 表现评分(差＝0－好＝100)

pat. karno: Karnofsky performance score as rated by patient

　　　　　　♯病人给出的远期生活质量评分

meal. cal: Calories consumed at meals   ♯进食时消耗的卡路里

wt. loss: Weight loss in last six months   ♯近六个月体重的减少量

由于数据集 lung 中有缺损值，可以使用 na. omit()函数将含有 NA 的行直接删除，代码如下：

```
>data1<-lung
>data1<-na. omit(data1)
>str(data1)
'data. frame' :  167 obs. of  10 variables:
```

```
$ inst       : num   3 5 12 7 11 1 7 6 12 22 …
$ time       : num   455 210 1022 310 361 …
$ status     : num   2 2 1 2 2 2 2 2 2 …
$ age        : num   68 57 74 68 71 53 61 57 57 70 …
$ sex        : num   1 1 1 2 2 1 1 1 1 1 …
$ ph. ecog   : num   0 1 1 2 2 1 2 1 1 1 …
$ ph. karno  : num   90 90 50 70 60 70 70 80 80 90 …
$ pat. karno : num   90 60 80 60 80 80 70 80 70 100 …
$ meal. cal  : num   1225 1150 513 384 538 …
$ wt. loss   : num   15 11 0 10 1 16 34 27 60 −5 …
─ attr(∗, "na. action") = 'omit' Named int [1:61] 1 3 5 12 13 14 16 20 23 25 …
.. ─ attr(∗, "names") = chr [1:61] "1" "3" "5" "12" …
```

如果要用所有变量建立 Cox 回归模型，代码如下：

```
>lungfit<−coxph(Surv(time, status) ∼ age ＋ sex ＋ph. ecog＋ph. karno＋pat. karno
＋meal. cal＋ wt. loss, data=data1)
>summary(lungfit, digits=3)
```

结果输出如下：

```
Call:
coxph(formula = Surv(time, status) ∼ age ＋ sex ＋ ph. ecog ＋ ph. karno ＋
    pat. karno ＋ meal. cal ＋ wt. loss, data = data1)

  n= 167, number of events= 120
```

	coef	exp(coef)	se(coef)	z	Pr(> | z |)
age	1.080e−02	1.011e+00	1.160e−02	0.931	0.35168
sex	−5.536e−01	5.749e−01	2.016e−01	−2.746	0.00603 **
ph. ecog	7.395e−01	2.095e+00	2.250e−01	3.287	0.00101 **
ph. karno	2.244e−02	1.023e+00	1.123e−02	1.998	0.04575 *
pat. karno	−1.207e−02	9.880e−01	8.116e−03	−1.488	0.13685
meal. cal	2.835e−05	1.000e+00	2.594e−04	0.109	0.91298
wt. loss	−1.420e−02	9.859e−01	7.766e−03	−1.828	0.06748 .

———

```
Signif. codes:  0 '***' 0.001 '**' 0.01 '*' 0.05 '.' 0.1 ' ' 1
```

	exp(coef)	exp(−coef)	lower .95	upper .95
age	1.0109	0.9893	0.9881	1.0341
sex	0.5749	1.7395	0.3872	0.8534

ph. ecog	2. 0950	0. 4773	1. 3479	3. 2560
ph. karno	1. 0227	0. 9778	1. 0004	1. 0455
pat. karno	0. 9880	1. 0121	0. 9724	1. 0038
meal. cal	1. 0000	1. 0000	0. 9995	1. 0005
wt. loss	0. 9859	1. 0143	0. 9710	1. 0010

Concordance= 0. 653 （se = 0. 029 ）

Likelihood ratio test = 28. 16 on 7 df, p=2e－04

Wald test   = 27. 5 on 7 df, p=3e－04

Score (logrank) test = 28. 31 on 7 df, p=2e－04

结果表明，sex（$P=0.00603$）、$ph. ecog$（$P=0.00101$）、$ph. karno$（$P=0.04575$）是生存的重要预测因素（$P<0.05$），但 age（$P=0.35168$）、$pat. karno$（$P=0.13685$）、$meal. cal$（$P=0.91298$）、$wt. loss$（$P=0.06748$）没有影响（$P>0.05$）。

下面使用 step()函数，根据 AIC 值，挑选变量来建立 Cox 回归模型：

＞coxstep＜－step(lungfit)

结果输出如下：

Start: AIC=1002. 07

Surv(time, status) ～ age ＋ sex ＋ ph. ecog ＋ ph. karno ＋ pat. karno ＋ meal. cal ＋ wt. loss

	df	AIC
－ meal. cal	1	1000. 1
－ age	1	1001. 0
＜none＞		1002. 1
－ pat. karno	1	1002. 3
－ wt. loss	1	1003. 6
－ ph. karno	1	1004. 3
－ sex	1	1008. 0
－ ph. ecog	1	1011. 1

Step: AIC=1000. 08

Surv(time, status) ～ age ＋ sex ＋ ph. ecog ＋ ph. karno ＋ pat. karno ＋ wt. loss

	df	AIC
－ age	1	998. 95
＜none＞		1000. 08
－ pat. karno	1	1000. 29

— wt. loss	1	1001. 60
— ph. karno	1	1002. 28
— sex	1	1006. 29
— ph. ecog	1	1009. 09

Step:　AIC＝998. 95

Surv(time, status) ∼ sex ＋ ph. ecog ＋ ph. karno ＋ pat. karno ＋ wt. loss

	df	AIC
＜none＞		998. 95
— pat. karno	1	999. 34
— ph. karno	1	1000. 53
— wt. loss	1	1000. 74
— sex	1	1005. 25
— ph. ecog	1	1007. 83

Coxstep 即为最佳模型。

11.3.3　Cox 回归 PH 假定的判定

Cox 回归模型属于比例风险模型，需要满足比例风险假定（PH 假定）。只有在满足该假定的前提下，基于此模型的分析预测才可靠有效。基本方法有：

（1）按协变量分组的 KM 曲线若有明显交叉，则认为不满足 PH 假定；

（2）将协变量与时间作为交互引入模型，若交互项显著，则认为 PH 假定不成立。

下面借助 cox. zph()函数来完成 PH 假定的判定：

＞cox. zph(coxstep)

结果输出如下：

	chisq	df	p
sex	1. 3921	1	0. 238
ph. ecog	3. 3422	1	0. 068
ph. karno	5. 9111	1	0. 015
pat. karno	3. 1717	1	0. 075
wt. loss	0. 0933	1	0. 760
GLOBAL	8. 0599	5	0. 153

结果表明，$sex(P=0.238)$、$ph. ecog(P=0.068)$、$pat. karno(P=0.075)$、$wt. loss(P=0.760)$均大于 0. 05，不显著，可认为这些变量满足 PH 假定。